Kohlhammer

Die Autoren

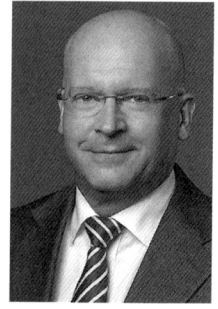

Werner Fleischer, Dipl.-Pädagoge mit den Schwerpunkten Erwachsenenbildung und Psychologie ist deutschlandweit als selbständiger Berater, Coach und Moderator seit 1998 in Kliniken und Krankenhäusern tätig und seit 2004 allein auf diesen Bereich spezialisiert. Er begleitet klinische Leitungskräfte bei Führungs- und Veränderungsprozessen, bei der Konfliktlösung sowie bei Fragen des Selbstmanagements und der Karriereentwicklung.

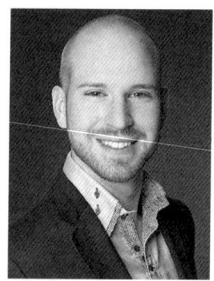

Benedikt Fleischer, B. Sc. in Wirtschaftspsychologie, M. A. in Kulturwissenschaften, ist zertifizierter Moderator und Trainer für DISC-Verhaltens- und Arbeitsplatzprofile und seit 2016 als Coach und Berater im Pflegebereich tätig. Er begleitet Personalauswahl- und Personalentwicklungsprozesse durch die Vermittlung eignungsdiagnostischer Tools, moderiert Team-Supervisionen und Arbeitsgruppen zum Thema Prozessoptimierung und vermittelt Führungsgrundlagen an Führungskräfte.

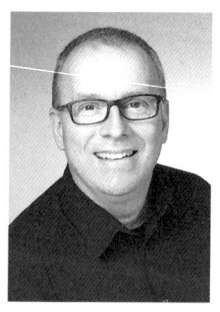

Martin Monninger ist seit 1996 in der Anästhesie, Intensiv- und Notfallpflege tätig. Davon ist er seit über 10 Jahren verantwortlich für die Notaufnahme der Kreiskliniken in Reutlingen. Dabei hat er umfassende Erfahrungen in der effizienten Organisation von Strukturen und Prozessen gesammelt sowie Führungs- und Management-Kompetenzen erworben.

Werner Fleischer/Benedikt Fleischer/
Martin Monninger

Rollen- und Verhaltensprofile: Konflikte konstruktiv lösen

Band 4

Verlag W. Kohlhammer

Dieses Werk einschließlich aller seiner Teile ist urheberrechtlich geschützt. Jede Verwendung außerhalb der engen Grenzen des Urheberrechts ist ohne Zustimmung des Verlags unzulässig und strafbar. Das gilt insbesondere für Vervielfältigungen, Übersetzungen, Mikroverfilmungen und für die Einspeicherung und Verarbeitung in elektronischen Systemen.

Die Wiedergabe von Warenbezeichnungen, Handelsnamen und sonstigen Kennzeichen in diesem Buch berechtigt nicht zu der Annahme, dass diese von jedermann frei benutzt werden dürfen. Vielmehr kann es sich auch dann um eingetragene Warenzeichen oder sonstige geschützte Kennzeichen handeln, wenn sie nicht eigens als solche gekennzeichnet sind.

Es konnten nicht alle Rechtsinhaber von Abbildungen ermittelt werden. Sollte dem Verlag gegenüber der Nachweis der Rechtsinhaberschaft geführt werden, wird das branchenübliche Honorar nachträglich gezahlt.

Dieses Werk enthält Hinweise/Links zu externen Websites Dritter, auf deren Inhalt der Verlag keinen Einfluss hat und die der Haftung der jeweiligen Seitenanbieter oder -betreiber unterliegen. Zum Zeitpunkt der Verlinkung wurden die externen Websites auf mögliche Rechtsverstöße überprüft und dabei keine Rechtsverletzung festgestellt. Ohne konkrete Hinweise auf eine solche Rechtsverletzung ist eine permanente inhaltliche Kontrolle der verlinkten Seiten nicht zumutbar. Sollten jedoch Rechtsverletzungen bekannt werden, werden die betroffenen externen Links soweit möglich unverzüglich entfernt.

1. Auflage 2022

Alle Rechte vorbehalten
© W. Kohlhammer GmbH, Stuttgart
Gesamtherstellung: W. Kohlhammer GmbH, Stuttgart

Print:
ISBN 978-3-17-035777-8

E-Book-Formate:
pdf: ISBN 978-3-17-035778-5
epub: ISBN 978-3-17-035779-2

Vorwort

Herzlich willkommen zum 4. Band der Buchreihe »Wirksam führen | Pflege«. Im ersten Band haben wir ausführlich über die Grundlagen der Mitarbeiterführung informiert und einen praxisorientieren Leitfaden vorgelegt; mit solidem Grundlagenwissen und schnellen Hilfestellungen bei akuten Herausforderungen und Spannungen – lösungsorientiert, einfach und souverän.

- Band 1 bildet damit die Basis für alle folgenden Bände.
- Band 2 beschäftigt sich intensiv mit moderner Gesprächsführung, denn nur wer richtig kommuniziert, kann auch richtig führen. Hier haben wir über die vielen Möglichkeiten der Kommunikation informiert – über alle Ebenen hinweg.
- Band 3 zeigt auf, wie Teams gebildet werden, wo Konfliktpotenzial und besondere Herausforderungen liegen, was die Stärken von Top-Teams sind und wie die interprofessionelle Zusammenarbeit zwischen Ärzt*innen und Pflegekräften im täglichen Umgang funktioniert.
- Band 4 nun erklärt, wie Menschen »ticken«, und kann helfen, andere zu verstehen, besser zu führen und Konflikten vorzubeugen bzw. typgerechte Lösungswege zu finden. Es wird Ihnen helfen,
    - sich selbst besser zu verstehen,
    - die Beziehungen zu anderen zu verbessern,
    - persönliche Unterschiede zwischen Menschen zu erkennen, zu respektieren und besser zu verstehen,
    - Strategien für eine bessere Zusammenarbeit und mehr Produktivität zu entwickeln,
    - Konflikte zu lösen bzw. gar nicht erst entstehen zu lassen und dadurch langfristig auch die Leistungen zu steigern und sich selbst zu entlasten.

Die weiteren Bände dieser Reihe haben folgende Inhalte:

- Band 5: Ziel-, Zeit- und Selbstmanagement
- Band 6: Change-Management

Insgesamt stellt die gesamte Reihe ein Nachschlagewerk »aus der Praxis für die Praxis« dar.
Die Autoren möchten mit dieser Reihe Pflegeleitungen praktische und theoretische Hilfestellungen und Tipps geben, um jederzeit selbstbestimmt und vorausschauend handeln zu können und das fordernde Aufgabenspektrum, die Bedürfnisse der Mitarbeitenden, die täglich neuen Herausforderungen und den Klinikalltag zu bewältigen und bestenfalls selbst mitzugestalten.

Ein besonderer Dank der Autoren bei Entstehung dieser Buchreihe gilt Martina Conradt für ihre unermüdliche Recherche, ihren sprachlichen Schliff sowie ihre kritischen und konstruktiven Anmerkungen.

Werner Fleischer   Benedikt Fleischer   Martin Monninger

Hinweis zur Gendergerechtigkeit:
Wir bemühen uns, alle Texte nach modernen Richtlinien zu gendern. Sollte es in manchen Fällen wegen der besseren Lesbarkeit nicht möglich sein, sind dennoch immer alle Menschen angesprochen. Feststehende Begriffe wie beispielsweise »Mitarbeiterführung« bleiben unverändert.

Inhalt

Vorwort 5

1   Einleitung 11

2   **DISC-Verhaltensprofile – Ein Kompass zur Verhaltensnavigation** 15
    2.1   Geschichte der Verhaltensprofile 18

3   **Theoretische Grundlagen des Führens mit Verhaltensprofilen** 21
    3.1   Erfolgreiche Gesprächsführung als Anpassungsleistung 21
    3.2   Das Johari-Fenster aus der Perspektive der Verhaltensprofile 25

4   **Soziale Rollen, Rollenerwartungen und Rollenkonflikte** 29
    4.1   Rollenerwartungen 29
    4.2   Rollenkonflikte 32
    4.3   Verhaltensprofile und soziale Rollen im Arbeitsalltag 34

5   **Das DISC-Modell** 36
    5.1   Aufbau, Struktur und Ziele beim Führen mit DISC 36
    5.2   DISC – Hintergründe und Entstehungsgeschichte 39
    5.3   Die DISC-Verhaltensdimensionen 40
    5.4   Kurzbeschreibungen der vier Verhaltensdimensionen 43

	5.5	Bedürfnisse – Prioritäten – Ängste	49
	5.6	Fremd- und Selbstwahrnehmung	52
	5.7	Sind Chef*innen immer dominant?	58
6	**(Gesprächs-)Führung mit DISC**	**61**
	6.1	Wie entstehen Erfolg und Motivation?	61
	6.2	Das gut durchmischte Team	66
	6.3	Wer sind eigentlich die anderen? – Andere Menschen richtig einschätzen	68
	6.4	Verhaltensbeobachtungen – woran erkenne ich welchen Stil?	71
		6.4.1 Sprache	71
		6.4.2 Informationsaufnahme	72
		6.4.3 Schreibstil	73
		6.4.4 Zeitmanagement	75
		6.4.5 Arbeitsweisen	76
	6.5	Gesprächführung mit dem DISC-Modell ...	80
		6.5.1 Wer braucht was in der Kommunikation und Übermittlung von Nachrichten?	80
		6.5.2 Gesprächsführung mit den einzelnen Verhaltensstilen	83
	6.6	Wer will – wer will nicht: Kontaktfreude der unterschiedlichen Stile	92
		6.6.1 Gleich und gleich gesellt sich gern: Die Sache mit den ähnlichen Profilen	93
	6.7	Handeln unter Druck – anders als vermutet	95
7	**Konfliktlösung mit DISC**	**98**
	7.1	Die unterschiedlichen Verhaltensprofile im Konflikt	98
		7.1.1 D-Stile im Konflikt	100
		7.1.2 I-Stile im Konflikt	103
		7.1.3 S-Stile im Konflikt	106
		7.1.4 C-Stile im Konflikt	110
	7.2	Jede*r streitet anders: Fünf Konfliktstile im Vergleich	114

Und zum Schluss **122**

Literatur **124**

Stichwortverzeichnis **125**

Piktogramme

👍 Empfehlung/Tipp   ⚠ Warnung

👪 Fallbeispiel   📓 Information

1 Einleitung

»Der liebe Gott hat einen großen Garten und da gibt es auch seltsame Lebewesen.«
(frei nach einem hessischen Sprichwort)

Es gab schon immer die Sehnsucht im Menschen, andere zu analysieren und dadurch besser zu verstehen. Das Einschätzen anderer Lebewesen ist ein uralter Instinkt, der die Menschen seit jeher begleitet. Schon in der Urzeit war es (überlebens-)wichtig, eine Gefahr möglichst schnell und präzise einzuschätzen und zu entscheiden: Feind oder Freund? Bereits der Urmensch konnte beim Anblick eines bewaffneten Kriegers oder eines bedrohlichen Tieres in Bruchteilen von Sekunden instinktiv beurteilen, ob Gefahr drohte und Flucht, Angriff oder Erstarren unter Umständen das eigene Leben retten könnte. Und auch, wenn es als Führungskraft heute keines solchen martialischen Vorgehens mehr bedarf, ist es entscheidend, sich mit den Menschen auseinanderzusetzen, die einem anvertraut sind bzw. im Klinikalltag begegnen.

Im ersten Band dieser Reihe sprachen wir bereits über das Modell der Reifegrade. Hierbei wird – vereinfacht formuliert – der Zusammenhang zwischen Kompetenz (Wissen und Erfahrung) und Engagement (Motivation und Selbstvertrauen) hergestellt, denen wiederum mit bestimmten Ausprägungen von kooperativem und direktivem Führungsverhalten begegnet wird. Das allerdings ist eine eher zweidimensionale Betrachtung. Was fehlt, sind das Wesen, das Temperament und der Charakter, die sich auch über das individuelle Verhalten ausdrücken, die jeden Menschen einzigartig machen und die in sozialen Situationen auf die Persönlichkeit des Gegenübers treffen.

Menschen sind viel zu komplex für eine zweidimensionale Betrachtung. Wer als pflegerische Führungskraft neue Auszubildende in der eigenen Station begrüßt, stellt fest: Viele von ihnen sind »begeisterte Anfänger*innen« bezogen auf spezifische Aufgaben (siehe Band 1, Fleischer 2020). Sie sind zwar unerfahren, aber interessiert, motiviert und enthusiastisch. Alles ist neu und spannend. Dennoch unterscheiden sich die Menschen: Manche sind detailverliebt, andere sprudeln über vor Ideen und Visionen, die dritten sind eher zurückhaltend und streben nach einem harmonischen Umfeld, andere wiederum übernehmen sofort das Ruder und sehen sich schon früh in anführenden Rollen. Auch wenn sie alle eint, neu im Job zu sein, ist jede*r Einzelne unterschiedlich in Verhalten, den Bedürfnissen, Ansprüchen und Prioritäten.

Für die Führungskraft ist es nun wichtig zu differenzieren, welches individuelle Verhaltensprofil hinter jedem einzelnen Menschen steckt. Wer versteht, wie das Gegenüber tickt, kann die Zusammenarbeit effektiver gestalten. Eine Führungskraft kann die Mitarbeitenden dort abholen, wo sie stehen, und ihnen das geben, was sie brauchen. Das bedeutet im Alltag weniger Stress, da Konflikte umschifft oder, im Fall der Fälle, besser gelöst werden können. Proaktiv können Konflikte sogar vermieden werden, da die Führungskraft das Konfliktpotenzial kennt und es so bereits im Vorfeld minimieren kann, sodass es gar nicht erst zu Spannungen kommen muss.

Wer in die Gesprächsführung geht, erleichtert sich die Kommunikation, wenn er oder sie sich vorbereitet. Wer sitzt mir gegenüber? Wie steht es um Erfahrung, Motivation, Wissen, Selbstvertrauen? Was ist das für ein Typ? Was zeichnet ihn oder sie menschlich aus, jenseits aller beruflicher Kompetenz? Ist er oder sie dominant, schnell, entscheidungsfreudig? Oder doch eher zurückhaltend, vorsichtig, überlegt? Nimmt sich die Person gerne viel Zeit? Oder ist das augenscheinliche Verhalten eher geprägt von Schnelligkeit und intuitivem Vorgehen? Was braucht der oder die andere, um sich wohl, verstanden und angenommen zu fühlen und sich dann leistungsfähig und -bereit geben.

Das alles sind Punkte, die es zu berücksichtigen gilt. Es hilft, die zu vermittelnden Botschaften für die jeweiligen Verhaltensprofile entsprechend zu verpacken – auch wenn die Inhalte für alle Mitarbeitenden gleich sind. Eine Differenzierung, abgestimmt auf die Verhaltensprofile, kann in allen Lebenslagen von Nutzen sein: In der strategischen Vorbereitung, im täglichen Umgang, bei Konflikten und der Gesprächsführung sind sie ein wertvoller Schatz.

Stellen Sie sich vor, Sie haben eine Botschaft, die für alle Mitarbeitenden gilt – verpacken sie allerdings in ganz unterschiedliche Päckchen, angepasst an die Verhaltensprofile des Gegenübers. So braucht ein dominanter Mensch eine deutlich andere Informationsübermittlung als ein stetiger Typ; eine initiative Person ist begeisterungsfähiger als beispielsweise jemand mit einer sachlichen Prägung. Jede*r bekommt die gleiche Botschaft, allerdings so angepasst, dass das Verhaltensprofil berücksichtigt und dadurch die Kommunikation deutlich vereinfacht wird, sodass die Botschaft genau so ankommt, wie es gewünscht und nötig ist.

Auf den folgenden Seiten werden Sie DISC kennenlernen. DISC steht für *(D)ominance, (I)nfluence, (S)teadiness* and *(C)onscientiousness* oder auf Deutsch: *Dominant, Initiativ, Stetig, Gewissenhaft*, und ist ein einfaches Modell, das Menschen bereits seit mehr als dreißig Jahren hilft, sich selbst und andere besser zu verstehen. Das wiederum verbessert deutlich die Zusammenarbeit, die Kommunikation und das grundsätzliche Miteinander.

Für die Führungsposition ist es wichtig, zu differenzieren, welches Verhaltensprofil hinter jedem einzelnen Menschen steckt. Doch davor steht die Selbsterkenntnis. »Erkenne Dich selbst« ist eine von drei apollonischen Weisheiten aus dem antiken Heiligtum von Delphi. Der Philosoph Sokrates (469–399 v. Chr.) entwickelte daraus das Prinzip der Selbsterkenntnis als Vorbedingung philosophischer Erkenntnis und Weisheit. Denn: Der Weg zum anderen geht über einen selbst. Und um zu verstehen, wie andere (re-)agieren und handeln, sollte man zunächst auch verstehen, welche Verhaltensmuster man selbst an den Tag legt, die man dann auch – bewusst und unbewusst – in soziale Situationen einbringt und mit denen man wiederum ein bestimmtes Verhalten vom Gegenüber auslösen kann.

Mit DISC bekommen Sie ein gutes Hilfsmittel an die Hand, um nicht nur mehr über sich selbst zu erfahren, sondern auch über die Menschen, mit denen Sie sich täglich umgeben. Wir koppeln die Theorie eng an die Praxis und geben Tipps und Hilfestellungen bei der Analyse der unterschiedlichen Verhaltensprofile. Sie erfahren mit praktischen Alltagsbeispielen, wie Sie sich mit dem Einsatz von DISC die Arbeit sehr viel leichter machen können; nachvollziehbar, einsetzbar, realitätsnah.

Ganz wichtig: Sicherlich lassen sich auch mit DISC nicht alle Probleme lösen oder alle Fragen des Alltags beantworten. Aber es ist ein weiteres Mittel, das Ihnen als Führungskraft helfen wird, Ihren »Werkzeugkasten« zu erweitern. Durch den hohen Praxisbezug zeigen wir, dass DISC anwendbar und viel mehr ist als langweilige Theorie zwischen zwei Buchdeckeln. Sie können lernen, DISC geradezu spielerisch in Ihren Arbeitslalltag zu integrieren – vor allem dann, wenn es schwierig wird.

Der österreichisch-britische Philosoph Karl Raimund Popper (1902–1994) formulierte es sinngemäß so: Theorie ist ein Netz, das ich über die Welt werfe, um die Wirklichkeit zu begreifen. Ähnlich verhält es sich mit DISC:

Es deckt nicht alles ab, macht das Leben aber in vielen Situationen einfacher.

2 DISC-Verhaltensprofile – Ein Kompass zur Verhaltensnavigation

Fragen Sie sich auch manchmal, warum die Zusammenarbeit mit manchen Menschen reibungslos klappt und mit anderen nie? Warum Sie eher die Meinung der Kollegin Y akzeptieren als die Aussagen von Kollege Z? Warum Sie sich von dem einen Menschen verstanden fühlen; und von dem anderen nicht? Der Grund dafür könnte in den ganz unterschiedlichen Verhaltensstilen liegen und den damit verbundenen Prioritäten, Vorlieben, Ablehnungen, dem allgemeinen Lebenstempo und den ganz persönlichen Bedürfnissen.

Denn wer die eigenen Bedürfnisse kennt und die Bedürfnisse anderer besser *erkennt*, schafft es leichter, die Mitmenschen zu positiverem und konstruktiverem Verhalten zu motivieren.

DISC zeigt auf, welche Prioritäten und Bedürfnisse (Motive) die vier Verhaltensdimensionen antreiben, und hilft, die Mitarbeitenden zu erkennen und am Ende zu verstehen, warum manche Menschen auf den ersten Blick wunderbar zueinander passen und es bei anderen scheinbar ständig kracht oder sie sich im gegenseitigen Desinteresse am liebsten aus dem Weg gehen. Damit stellt es einen Kompass zur Verhaltensnavigation dar.

Die Basis aller Erkenntnisse ist: Keines der beschriebenen Merkmale ist besser oder schlechter und *niemand trägt ausschließlich die Züge eines einzigen Merkmals in sich*. Es gibt unterschiedlichste Ausprägungen und Möglichkeiten der Mischung. Bevor wir ins Detail gehen, daher einige grundsätzliche Gedanken:

- Alle Stile, Prioritäten und Bedürfnisse sind gleichermaßen wertvoll.
- Menschen und ihre Arbeitsstile werden auch von Faktoren wie Lebenserfahrung, Werdegang, Sozialisation, kultureller Prägung und persönlicher Reife beeinflusst.

- Wer sich selbst besser versteht, kann auch andere besser verstehen und deshalb auch besser mit ihnen zusammenarbeiten.
- DISC hilft zu erkennen, wo es Schnittmengen zu anderen gibt und wo die größten Unterschiede liegen.
- Mit Hilfe von DISC können bessere Beziehungen aufgebaut, die Arbeitsleistung erhöht und die Zusammenarbeit effektiver gestaltet werden.
- Prioritäten und Vorlieben anderer können analysiert werden.
- Die Art der Kommunikation wird verbessert, wenn klar ist, was das Gegenüber braucht, um sich wohler zu fühlen.

Im Kontext von DISC wird in diesem Buch konstant von Verhalten, Verhaltensstilen, Verhaltensmustern und Verhaltensprofilen gesprochen und nicht von Persönlichkeit oder Charakter. Das hat den bereits genannten Grund, dass wir es uns, gerade im Kontext von Arbeit und Arbeitswelt, nicht anmaßen wollen und können, mit einem einzigen psychologischen Profil die gesamte Komplexität einer menschlichen Persönlichkeit zu beschreiben bzw. zu erklären. Das, worauf wir als Führungskräfte aber Einfluss nehmen können, sollen und dürfen, ist das Verhalten einer Person.

> Persönlichkeit ist ein langfristig sehr stabiles und robustes Konstrukt. Gerade als Führungskräfte können und wollen wir auch gar dafür verantwortlich sein, die Persönlichkeit der Mitarbeitenden zu verändern bzw. zu verlangen, dass jemand die eigene Persönlichkeit von Grund auf verändert. In einem bestimmten Rahmen bedeutet das auch, die Größe zu haben, Eigenarten und »Macken« unserer Kolleg*innen und Mitarbeitenden zu akzeptieren, sofern sie nicht den Arbeitsablauf und das Teamgefüge stören, andere verletzen oder jemanden selbst in der eigenen Entwicklung und täglichen Arbeit behindern.
>
> Verhalten hingegen ist variabel, beeinflussbar, steuerbar *und* beobachtbar. Man kann es mit einem Handschuh vergleichen, in den man hineinschlüpft – der Handschuh folgt den Bewegungen unserer Finger. Wir *sind* nicht unser Verhalten, sondern wir *steuern* es. Und auf dieser Basis können Sie als Führungskraft erwarten, dass jemand am eigenen Verhalten arbeitet. Dies

bedeutet aber auch, verhaltens- und handlungsorientiert zu führen.

Ein kurzes Beispiel: Anstatt einem Mitarbeiter eine bestimmte Eigenschaft zu attestieren und ihn so auf sein Verhalten festzuschreiben und bei der Art und Weise der gewünschten Veränderung ggf. noch unspezifisch zu bleiben (*»Sie sind zu ungenau und oberflächlich bei ihrer Dokumentation. Das muss sich ändern!«*), formulieren Sie Ihren Änderungswunsch über beobachtbare Verhaltensweisen und Handlungsoptionen: »*Mir ist aufgefallen, dass Ihre momentane Arbeitsweise bei der Dokumentation zu unverhältnismäßig vielen Fehlern führt. Häufig fehlt der Eintrag des Fingertests bei der Dekubitusprophylaxe sowie die Menge an Flüssigkeit bei der Medikamentengabe und bisweilen fehlt es auch an Konsequenz beim Führen des Wundprotokolls beim Verbandswechsel. Ich möchte, dass Sie ab jetzt IMMER, bevor Sie die Dokumentation beiseite legen, selbst noch einmal fünf Minuten einplanen, um Ihre Ergebnisse genau zu prüfen. Achten Sie dabei bitte auf eine ruhige Umgebung, um nicht abgelenkt zu werden. Um noch einmal Sicherheit zu gewinnen, möchte ich, dass Sie kommende Woche die nächsten fünf Dokumentationen noch einmal mit einer Kollegin gemeinsam fertigstellen und mir diese Ergebnisse dann vorzeigen.*«

Merken sie den Unterschied? Diese Form des Feedbacks zielt nicht auf die Person/die Persönlichkeit ab (»*sie SIND so*«), sondern verbleibt auf der Verhaltensebene und gibt hier konstruktive, zielorientierte und vor allem konkrete handlungsbasierte Maßnahmen als Anleitung an die Hand, die beobachtbar und damit auch für Sie als Führungskraft erst messbar bzw. überprüfbar werden.

Dies erleichtert gleichzeitig auch Ihre anschließende Überprüfung Ihrer Maßnahmen und ist für die Mitarbeitenden wesentlich leichter umzusetzen.

2.1 Geschichte der Verhaltensprofile

Andere Menschen zu verstehen und zu begreifen, warum sie wie handeln und entscheiden, interessiert und fasziniert die meisten Menschen. Bereits der Philosoph Hippokrates von Kos († um 370 v. Chr.) beschäftigte sich damit. Er erdachte die Temperamentenlehre, wonach von der Mischung der vier Körpersäfte Blut, Schleim, gelbe und schwarze Galle die körperliche und gesundheitliche Konstitution einen Menschen abhängt. Diese Theorie wurde später in die noch heute bekannten Temperamentstypen klassifiziert: Melancholiker (schwermütig, zurückhaltend), Sanguiniker (heiter, beweglich), Phlegmatiker (ausgeglichen, wenig beweglich) und Choleriker (emotional aufbrausend, unbeständig). Das Riemann-Thomann-Modell orientiert sich gleichfalls an vier Elementen und basiert auf den Erkenntnissen der Psychologen Fritz Riemann und Christoph Thomann. Bereits Anfang der 1960er Jahre entwickelte Riemann vier gegensätzliche Pole, die die Persönlichkeit eines Menschen ausmachen sollten. Diesen Ansatz nahm Thomann mehr als ein Jahrzehnt später als Vorlage, überarbeitete und erweiterte ihn und schuf dabei die vier Grundbedürfnisse bzw. Grundbestrebungen: Nähe, Distanz, Dauer und Wechsel.

Jeder Mensch trägt von jedem der vier Grundbedürfnisse ein gewisses Maß in sich, die Unterschiede liegen jedoch in den Ausprägungen und Kombinationen. Daraus lassen sich Rückschlüsse über das Verhalten, die Reaktionen, die Kommunikation, die Ängste und Wünsche einen Menschen ziehen. Wie eine Person reagiert, kommuniziert und fühlt, kann zum Teil aus dem Riemann-Thomann-Modell abgeleitet und besser verstanden werden.

Persönlichkeitsanalysen gehörten zunächst ausschließlich zur Arbeit von Psychiatern und Therapeuten. Schon früh wurden von diesen Fachleuten unterschiedlichste Tests entwickelt, um das Verhalten von Menschen zu entschlüsseln und letztendlich auch Therapien zu entwickeln, die Menschen auf unterschiedliche Art und Weise helfen können.

Erst über die Öffnung der Psychiatrie in den 1970/1980er Jahren wurde das *Handwerkszeug* alltagstauglich und über diese Berufsgruppe hinaus in die Bevölkerung getragen. Die Erkenntnis, dass dieses wertvolle Wissen nicht ausschließlich in die »Nähkästchen« von Psychiatern und Therapeuten gehört, sondern eingesetzt werden sollte, damit Menschen besser miteinander leben und arbeiten können, führte zur Entwicklung unterschiedlichster Analysetools von Verhaltensmodellen von Menschen ohne psychische Auffälligkeiten. Allein in Deutschland sind mehr als 20 solcher Verfahren bekannt und in regelmäßigem Gebrauch. Viele von ihnen sind reliabel, valide, wiederholbar, anwendbar, auch wenn sie unterschiedliche Ansätze haben.

Vergleichbare psychologische Testverfahren sind beispielsweise der ViQ (Visual Questionnaire), der 16 PF Questionnaire (Sixteen Personality Factor Questionnaire) oder das NEO-PI-R (NEO-Persönlichkeitsinventar, revidierte Fassung), wobei die Konstruktion und Validierung von DISC (auf Basis von Everything DISC nach John Wiley & Sons 2015) mit Hilfe der letzten beiden Verfahren vorgenommen wurden. Werden diese psychologischen Testverfahren miteinander verglichen, lassen sich vergleichbare Ergebnisse ermitteln. Allerdings ist das DISC-Modell einfacher in der praktischen Anwendung und deshalb auch hilfreich für die Arbeit als Führungskraft. Wir sprechen hier in diesem Zusammenhang ausschließlich von differenzieller Psychologie, die sich allgemein mit den individuellen Unterschieden in einzelnen psychologischen Merkmalen und in den relativ überdauernden Persönlichkeitseigenschaften auseinandersetzt. Stark von der Norm abweichende Persönlichkeitstypen bis hin zu Persönlichkeitsstörungen fallen eher in die klinische Psychologie, die sich mit dem Erleben und Verhalten von Menschen auseinandersetzt, die im weitesten Sinne ein krankhaftes, zwanghaftes oder abnormes Verhaltensmuster zeigen. Diese spielen in diesem Buch keine Rolle, auch wenn die Übergänge bisweilen fließend sein können.

> Der größte Fehler, den eine Führungskraft machen kann, ist es, Mitarbeitende zu pathologisieren. Sie stempeln ihn oder sie damit als *krankhaft* ab und verlieren die subjektive Sicht auf die betroffene Person. Benutzen Sie niemals Worte wie hysterisch, cholerisch, paranoid, manisch oder bipolar, um einen anderen Menschen in Ihrem Arbeitsumfeld zu beschreiben. Indirekt

schreiben Sie damit ihr Gegenüber ab und gleichzeitig auf ein bestimmtes Verhaltensmuster fest. Sie nehmen sich selbst damit die Möglichkeit, ihn oder sie mit einem differenzierten Blick zu betrachten, und zeigen damit bereits auch gleichzeitig eine Vorverurteilung und Abwertung seines oder ihres Verhaltens, was wiederum einen Distanzverlust zum Gegenüber als Folge haben kann. Gleichzeitig nehmen Sie Ihrem Gegenüber unbewusst die Möglichkeit, auch noch andere Verhaltensweisen entwickeln zu können.

Sollte der oder die andere eine Struktur haben, die Sie nicht verstehen oder die Sie vor unlösbare Aufgaben stellt, suchen Sie das Gespräch mit der oder dem Betroffenen oder holen sich professionelle Unterstützung. Ihre Aufgabe ist es nicht, ernste Krankheitsbilder zu diagnostizieren. Sie sind nicht der oder die Therapeut*in Ihres Gegenübers, Sie sind die Führungskraft.

3 Theoretische Grundlagen des Führens mit Verhaltensprofilen

3.1 Erfolgreiche Gesprächsführung als Anpassungsleistung

Erfolgreiche Gespräche sind das Ergebnis einer Anpassungsleistung an den Verhaltensstil des Gegenübers. Das beginnt bereits mit einer entsprechenden Gesprächsatmosphäre, der Umgebung, in der das Gespräch stattfindet, sowie dem gesamten Rahmen.

Wenn eine Leitungskraft eine Pflegekraft zum Gespräch bittet oder zitiert, fühlt der oder die Gerufene unter Umständen Stress: »Was will meine Leitung von mir? Habe ich einen Fehler gemacht? Hoffentlich droht keine Veränderung! Bekomme ich jetzt noch mehr Arbeit?«

Das alles und noch viel mehr könnte dem Mitarbeitenden durch den Kopf gehen, gerade, wenn das Gespräch unerwartet kommt. Je nach Verhaltensprofil und Grundbeziehung ist der Stresslevel größer oder geringer. Die Leistung der Führungskraft sollte jetzt darin bestehen – unter Aufrechterhaltung der eigenen Werte, der angestrebten Ziele und Standards –, sich dem Verhaltensstil der Mitarbeitenden anzupassen und so den Stresslevel zu senken. Denn bleibt das Stressgefühl hoch, verharren die Mitarbeitenden unter Umständen in einer Abwehrzone, hören nicht zu, fühlen sich unwohl und könnten das Gespräch als Belastung empfinden. In der Komfortzone werden sie das Gespräch und die Inhalte dagegen als eher angenehm empfinden und sich mit den Botschaften und Ideen der Inhalte konstruktiv auseinandersetzen können.

Die Führungskraft tut daher gut daran, sich vorab mit dem Verhaltensprofil des Gegenübers auseinanderzusetzen: Spricht die Person eher laut oder leise, agiert sie schnell oder langsam, gibt sie sich offen und locker oder ist sie eher zurückhaltend und vorsichtig? Ist sie mehr an der Sache oder am Miteinander interessiert? Hinterfragt sie kritisch oder verhält sie sich eher annehmend und akzeptierend?

Darauf ausgerichtet werden die Anliegen und zentralen Aussagen des Gesprächs abgestimmt: Besser kurz, knapp und präzise oder eher ausführlicher, in ruhiger und möglichst angenehmer Atmosphäre mit etwas Smalltalk zu Beginn? Eine Einschätzung des Gegenübers im Hinblick auf das jeweilige Verhaltensprofil kann in der Vorbereitung sehr hilfreich sein. Dabei besteht kein Zweifel daran, dass bei Gesprächen mit selbem Inhalt über mehrere Mitarbeitenden hinweg die Kernbotschaften natürlich die gleichen sein müssen. Was sich jedoch ändert, ist die Art und Weise, wie sie verpackt und kommuniziert werden.

Um ein anderes Bild zu verwenden: Führungskraft und Mitarbeitende verhalten sich im Gespräch wie zwei Pendel, die mit unterschiedlich starker Schwingung, Energie und Tempo in das Gespräch einsteigen. Ziel der Führungskraft sollte es dabei sein, die Gesprächsführung auf das Schwingungsniveau des Gegenübers anzupassen, sodass sich beide Pendel im Laufe des Gesprächs aufeinander einstellen und das gleiche Schwingungsniveau erreichen, damit beide am Ende im Gleichklang miteinander schwingen. Passiert dies nicht, kann sich ein eher stetiger, nachdenklicher, bewusst abwägender Typ von einer schnellen, dynamischen Führungskraft, die auf Entscheidungen drängt, überrollt fühlen, während sich initiative und lebhafte Mitarbeitende, die Wert auf Begeisterung, Zusammenarbeit, Intuition und das große Ganze legen, von einer detailverliebten, rein faktenorientierten, eher unterkühlten und kritischen Führungskraft in die Ecke getrieben fühlen.

Durch diese Anpassungsleistung fühlt sich das Gegenüber wohl und befinden sich bestenfalls in einer emotionellen Komfortzone, in der der Stresspegel abfällt und die Anspannung gesenkt und gleichzeitig die Zufriedenheit im besten Falle maximiert werden können. Auch die Sitzordnung kann dafür sorgen, Gesprächskomfortzonen und damit ein zugewandtes Gegenüber zu schaffen. Je nachdem, um welche Art von Gespräch es sich handelt, macht allein die Anordnung der Stühle deutlich, wie ernst eine Situation ist. Eine bestimmte Sitzweise kann ein kollegiales Miteinander oder ein klares hierarchisches Gefälle betonen. So sorgt ein runder Tisch in der Regel für mehr Wohlgefühl als ein eckiger. Wer zu zweit sitzt, schafft mit einer Übereck-Anordnung mehr Nähe als mit dem sachlichen, aber distanzierterem vis-à-vis. Je entspannter, angepasster und abgestimmter die Atmosphäre, desto größer die Aussicht auf Erfolg. Wer es gern klar strukturiert mag, braucht keine übermäßige Kuschelatmosphäre. Manche Menschen dagegen benötigen eine Aufwärmphase und lieben es, Gespräche mit – gern auch privatem – Smalltalk zu beginnen. Wieder andere brauchen Zahlen, Daten und Fakten bis in kleinste Details, um sich sicher zu fühlen. Diese Bedürfnisse zu bedienen, sich darauf einzustellen, vorzubereiten und im Gespräch darauf einzuschwingen, bedeutet, dem Verhaltensstil des Gegenübers gerecht zu werden. Die Führungskraft sollte in der Lage sein, ihre Mitarbeitenden dahingehend einzuschätzen.

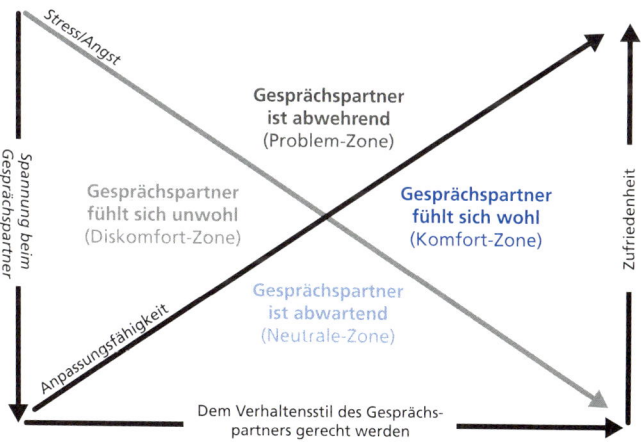

Abb. 1: Erfolgreiche Gespräche führen

Gerade wenn der oder die Mitarbeitende keine Zeit hatte, sich auf ein Gespräch vorzubereiten, kann es hilfreich sein, vor Beginn des Gesprächs Ängsten und Sorgen den Wind aus den Segeln zu nehmen: man sagt offen, dass man auf einen konstruktiven Austausch zwischen Führungskraft und Mitarbeitenden Wert legt und es ganz normal ist, dass Themen gemeinsam besprochen werden. Kritik darf keine Bedrohung oder Abwertung darstellen, sondern unterstützt beispielsweise eine strukturiertere Zusammenarbeit und die Verbesserung der Prozesse. Das alles ist zu Beginn einer Gesprächseinladung förderlicher als ein schnelles »Kommst du mal, wir müssen reden«, um anschließend mit der »Tür ins Haus« zu fallen.

- Bei eigener geringer Anpassungsleistung und hohem Stresslevel beim Gegenüber befindet sich der oder die Gesprächspartner*in in der sogenannten Problemzone. Etwaige Differenzen und Konflikte treten offen zutage. Er bzw. sie reagiert abwehrend und abweisend. Es kann laut und emotional werden. Für rationale Argumente ist kaum noch Platz oder ein Durchkommen. Eine konstruktive Lösung gerät vollständig aus dem Fokus.
- Bei geringer Anpassungsleistung der Führungskraft und einem gewissen Stressempfinden bei dem oder der Mitarbeitenden befindet sich diese*r eher in der Diskomfortzone. Er oder sie ist verunsichert, macht sich Sorgen, weiß nicht, was ihn oder sie erwartet. Spannungen brodeln vielleicht unter der Oberfläche, an eine konstruktive Lösung wird eher nicht gedacht.
- Bei mäßiger Anpassungsleistung und Absenkung des Stresses, den das Gegenüber empfindet, erreicht das Gegenüber die neutrale Zone. Hier ist das Verhalten eher abwartend.
- Erst wenn die Anpassungsleistung durch die Führungskraft maximiert wird und Stress und Ängste des Gegenübers in hohem Maße aufgefangen werden können, fühlt sich der oder die Gesprächspartner*in wohl. Erst dann befindet er oder sie sich in der Komfortzone – das Gespräch ist angenehm und führt zu dem gewünschten Ergebnis.

Allen Bemühungen zum Trotz kann es zu Situationen und Konflikten kommen, für die es einfach keine Lösung gibt. Füh-

> rungskräfte müssen lernen zu erkennen, wann Schluss ist. Ist das Ende erreicht und keine Einigung in Sicht, helfen zunächst weitere Gespräche, später das Hinzuziehen von Dritten, z. B. von nächsthöheren Vorgesetzten. Wenn nichts mehr geht, kann eine Mediation versucht werden oder im äußersten Fall eine Trennung oder eventuell sogar eine gerichtliche Lösung.

Senken Sie den Stresslevel Ihres bzw. Ihrer Gesprächspartner*in, indem Sie ihn oder sie dort abholen, wo er bzw. sie steht. Halten Sie dennoch Ihre Ziele, Standards und Werte stets aufrecht. Sie können beispielsweise einem Mitarbeitenden zugestehen, sich einen neuen Pflegestandard in Etappen zu erarbeiten, machen Sie aber immer klar, was der Anspruch Ihrerseits an seine/ihre Arbeit ist, der langfristig erreicht werden soll. Auch hier gilt es, Führungsprinzipien, Führungskreislauf und Reifegrade zu berücksichtigen (siehe Band 1, Fleischer et al. 2020).

3.2 Das Johari-Fenster aus der Perspektive der Verhaltensprofile

Ein bedeutender Aspekt in Bezug auf Verhaltensprofile ist das Verhältnis zwischen Selbst- und Fremdwahrnehmung einer Person. Das Modell des Johari-Fensters (siehe auch Band 2), 1955 entwickelt von den amerikanischen Sozialpsychologen Joseph Luft und Harry Ingham, veranschaulicht deutlich die Selbst- und Fremdwahrnehmung bekannter und unbekannter Eigenschaften und Verhaltensmerkmale und lässt sich in seiner Ausgestaltung auf unterschiedliche soziale Rollen einer Person im Alltag übertragen.

Der Begriff »Rolle« ist abgeleitet vom altgriechischen Schauspiel, in dem ein Akteur ein von Thema und Inhalt vorgeschriebenes Verhalten zeigt. In der Sozialpsychologie wird unter Rolle die Summe erwarteter Verhaltensweisen verstanden, die an den Inhaber einer bestimmten sozialen Position gerichtet sind. In erster Linie wird in sozialen Systemen die Rolle anhand des Berufs bzw. der ausgeübten Tätigkeiten festgelegt (Nerdinger, 2013).

Das Johari-Modell kann auch genutzt werden, um die Selbst- mit der Fremdwahrnehmung abzugleichen, Zusammenhänge zu erkennen und Ausgangspunkt zur Reflexion über die eigene Außenwirkung zu sein.

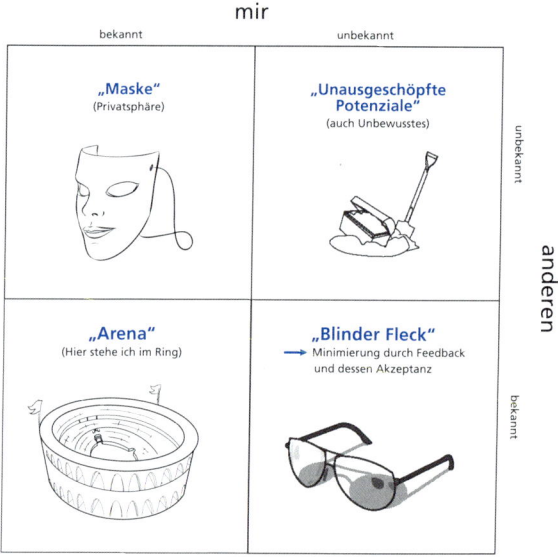

Abb. 2: Das Johari-Fenster: Wissen um meine Verhaltensweisen

Das Johari-Fenster ist ein in vier Teile gegliedertes Quadrat und setzt die ihr bewussten und unbewussten Eigenschaften und Verhaltensmerkmale einer Person ins Verhältnis zur Fremdwahrnehmung dieser Merkmale durch andere. Die vier Bereiche stehen für:

- *Die Arena:* Der öffentliche Bereich, unser »Schaufenster«. Diese Verhaltensmuster sind uns und anderen bekannt, wir fühlen

uns sicher, senden diese Merkmale bewusst aus und geben sie in sozialen Situationen ein. Beispiel: Einer Führungskraft ist Genauigkeit eine hohe Priorität. Der Mensch selbst und alle Kolleg*innen wissen um diese Eigenart und haben gelernt, damit umzugehen und diese Priorität zu bedienen.
- *Die Maske:* Der geheime Bereich. Verhaltensmerkmale, die andere nicht kennen und die bewusst privat und verborgen gehalten werden. Beispiel: Unerträgliches Lampenfieber vor großen Herausforderungen, das man zu überspielen versucht, wie beispielsweise in einem Bewerbungsgespräch.
- *Nicht ausgeschöpfte Potenziale:* Diese Bereiche sind weder mir noch anderen bekannt. Beispiel: »Wenn wir uns austauschen, könnten wir miteinander entdecken, was wir noch gemeinsam bewegen könnten.«
- *Der blinde Fleck:* Andere wissen etwas über mich, was mir selbst unbekannt bzw. nicht bewusst ist. Beispiel: ich habe in bestimmten Gesprächssituationen eine überaus dominante Art. Dieses Verhalten ist mir nicht bewusst, aber wirkt auf andere einschüchternd.

Auch wenn Themen wie Selbstreflexion und Selbsterkenntnis für das Gelingen in Teams, Systemen oder gar gesellschaftlichen Ebenen ohne Frage eine hohe Bedeutung zukommt, ist es schwer bis unmöglich, alles über sich selbst zu wissen, seine Verhaltensweisen oder die Wirkung auf andere zu kennen. Viele Verhaltensmuster laufen unbewusst und in Routinen ab, liegen also unter der Wahrnehmungsschwelle. Daher kann es für eine gelungene Kommunikation hilfreich sein, diese Lücken ein Stück weit zu schließen. Bei der Betrachtung der eigenen Person über ein Verhaltensprofil ist es möglich, den Blick auf sich selbst mithilfe eines objektivierten Selbstbildes zu schärfen und insbesondere den eigenen *blinden Fleck* zu minimieren, also die Verhaltensweisen, die andere durchaus wahrnehmen, das eigene Ich aber nicht wahrnimmt bzw. nicht sehen will. Gerade als Führungskraft ist die Auseinandersetzung mit dem eigenen blinden Fleck enorm wichtig, da sie sich selbst mit unbewussten Verhaltensweisen mühsam erarbeitetes Vertrauen und Bindung durch Unachtsamkeit wieder einreißen kann.

Durch Übungen, Gespräche und Feedbackrunden kann das Johari-Fenster genutzt werden, um die Zusammenarbeit einer Gruppe zu erleichtern und das Verständnis für sich und andere zu erhöhen. Im Grunde geht es darum, die individuellen Größenverhältnisse zu verändern. Denn auch wer seinen blinden Fleck beleuchtet, indem er andere um Feedback bittet, und diesen dadurch kennenlernt, verkleinert ihn. Das kann Auswirkungen haben auf Arena und Maske – so es gewollt ist. Erfährt die im oberen Beispiel genannte Person von Dritten, dass ihre dominante Art andere einschüchtert und hemmt, kann sie mit einer entsprechenden Motivation dieses Verhalten bewusst ändern und dadurch beispielsweise die Offenheit der Gruppe erhöhen. Dazu muss allerdings jemand zunächst auch die Zivilcourage an den Tag legen, dieses Thema mit der betroffenen Person unter vier Augen anzusprechen.

Natürlich ist es nie einfach, sich der Kritik anderer auszusetzen. Aber eine Veränderung der Verhaltensmuster bedeutet zwangsläufig, sich diesen Situationen stellen zu müssen, um daraus zu lernen. Bitten Sie regelmäßig Freunde oder Kolleg*innen, denen Sie vertrauen, zu Feedbackrunden, die erläutern, wie Sie auf andere wirken. Hier kann auch die Hilfe eines professionellen Coachs nützlich sein. Vertrauen Sie auf sich. Niemand wird als Leitungskraft geboren. Es ist ein Prozess, der Sie wachsen lässt, wenn Sie an sich arbeiten.

> Um ein Gefühl für das eigene Johari-Fenster im eigenen Verantwortungsbereich zu bekommen, kann es hilfreich sein, dieses für sich zu visualisieren. Nehmen Sie dazu ein Blatt Papier und zeichnen Sie Ihr Fenster als festes Quadrat und die entsprechenden Quadranten in den Größenverhältnissen ein, wie Sie sie bei sich selbst einschätzen. Natürlich unterliegt die Fremdwahrnehmung nur Ihrer Mutmaßung, aber zumindest über Arena und Maske können Sie im Hinblick auf Ihre Selbstwahrnehmung deutliche Aussagen treffen. Davon ausgehend lassen sich vielleicht auch erste Rückschlüsse auf die anderen Quadranten ziehen. Holen Sie sich anschließend Feedback ein; am besten von allen Seiten (360-Grad-Feedback), das heißt von der eigenen Führungskraft, von Kolleg*innen und von Mitarbeitenden, zu denen Sie eine enge Bindung und Vertrauen haben.

4 Soziale Rollen, Rollenerwartungen und Rollenkonflikte

4.1 Rollenerwartungen

In ihrem Beruf haben Menschen in der Regel mehrere Rollen inne und stehen somit unterschiedlichen Erwartungen gegenüber, die durchaus zu Rollenkonflikten führen können.

Zu einer Rolle gehört immer (mindestens) ein Gegenstück: Eine Pflegedienstleitung gibt es nicht ohne Pflegekräfte, Pflegekräfte nicht ohne Patient*innen. Die Berücksichtigung dieses aufeinander-bezogen-Seins von Rolle und Komplementärrolle ist wichtig für das Verständnis von Prozessen in sozialen Strukturen. Rollenerwartungen resultieren in erster Linie aus der beruflichen Position und haben mit der Person der Rolleninhaber*innen nur wenig zu tun. So ändern sich z. B. bei einem Wechsel in eine Leitungsposition auch die Erwartungen an den oder die Stelleninhaber*in. Das Rollenverhalten wird jedoch nicht nur von gegenseitigen Erwartungen bestimmt, sondern auch von den Vorstellungen des oder der Rolleninhaber*in darüber, wie diese Rolle auszugestalten ist – dem sogenannten Rollenselbstbild (Rechtien 2013).

> Das Rollenverhalten einer Pflegekraft ruft bei der Stationsleitung ein darauf bezogenes Rollenverhalten hervor. Stellt sich die Pflegekraft als »klein« und wenig selbstsicher dar, provoziert sie damit bei der Leitung ein bestimmendes und stark tonangebendes Verhalten. Das wiederum führt dazu, dass sich die Pflegekraft in ihrem Verhalten bestätigt fühlt.

Beim adäquaten Umgang mit Erwartungen helfen folgende grundlegende Betrachtungen (Hofbauer 2012):

Erwartungen …

- sind Hoffnungen, Wünsche und Ansatzpunkte und nicht zu verwechseln mit einer strikten Handlungsanweisung, die erfüllt werden muss.
- sind Information über die Sichtweise des Umfelds.
- können Hinweise auf Mängel oder Missstände sein.
- werden unter Umständen mit Fakten verwechselt.
- stehen teilweise in einem Widerspruch zueinander.
- sind die Messlatte für das Umfeld.

Fragt man Pflegekräfte nach ihrem Rollenverständnis, sehen sie sich in erster Linie als Menschen im Dienst der Gesundheit, die zum Wohle ihrer Patient*innen tätig sind. Doch Pflegekräfte, die im aktuellen gesundheitspolitischen Umfeld in einer Klinik arbeiten und dort eine Leitungsposition innehaben, managen als Schnittstellenverantwortliche weitreichende Prozesse. In jedem Einzelfall sind sie für die pflegerischen, medizinischen und therapeutischen Maßnahmen (mit-)verantwortlich und müssen dafür sorgen, dass Patient*innen ggf. in andere klinische Abteilungen weitergeleitet werden. Gleichzeitig dürfen sie die damit verbundenen ökonomischen Aspekte nicht aus den Augen verlieren und müssen ihrer Dokumentationsverpflichtung nachkommen. Aus dieser komplexen und anspruchsvollen Arbeitsaufgabe resultieren viele Rollenerwartungen unterschiedlicher Personengruppen:

Erwartungen …

- der Geschäftsführung, der Pflegedirektion bzw. kaufmännischen Leitung,
- der Kolleg*innen anderer Stationen/Kliniken,
- anderer Berufsgruppen,
- der einzelnen Mitarbeitenden,
- des Teams,
- der Patient*innen und Angehörigen,

- des familiären Umfeldes,
- an sich selbst.

Wer sich der Herausforderung, die dieser Beruf mit sich bringt, stellen will, sollte sich diesen Umstand bewusst machen und die unterschiedlichen Erwartungen möglichst genau kennen, um eine eigene Position dazu zu entwickeln. Die Vielfalt dieser unterschiedlichen Erwartungen macht auch deutlich, dass Erfolg (als Leitungskraft) in enger Beziehung zu der Wahrnehmung und Bewertung des Umfeldes steht. Das heißt, Erfolg hängt nicht nur von konkreten Ereignissen ab, sondern auch von der Einschätzung des Rollenhandelns durch andere. Umso wichtiger ist es, die eigene Aufgabe und das Handeln klar darzustellen und Erfolge zu kommunizieren.

> Für die Entwicklung eines klaren Rollenselbstbildes ist es wichtig, die Erwartungen, die das Umfeld an die Rolle hat, möglichst gut zu kennen und eine eigene Einstellung dazu zu entwickeln. Beruflicher Erfolg, insbesondere der von Leitungskräften, hängt in einem hohen Maße davon ab, wie auf die Erwartungen unterschiedlicher Personen und Gruppen reagiert wird: Welche Erwartungen nehme ich ernst, welche weniger und welche beachte ich nicht? Auf welche Erwartungen muss ich wie reagieren? Das sind die Kernfragen, mit denen sich Erwartungen priorisieren lassen. Eines sollte dabei klar sein: Alle Erwartungen sind nicht zu erfüllen. Aber je genauer man die Erwartung an die Rolle kennt, desto besser kann das Verhalten der Umwelt eingeschätzt und eine eigene Position dazu bezogen werden. Eine solche Rollenreflexion schützt zum einen davor, sich von den Erwartungen anderer verunsichern zu lassen. Zum anderen verhindert sie, sich einseitig auf eine Position einzulassen, ohne die Auswirkungen auf andere zu bedenken.

4.2 Rollenkonflikte

Bei dieser Vielzahl unterschiedlicher Erwartungen entstehen beinahe zwangsläufig Situationen, in denen Erwartungen nicht erfüllt werden können oder sich widersprechen. Die Folge sind Rollenkonflikte.

> Ein Beispiel von der Privatstation: Ein Privatpatient zahlt große Summen für seinen Aufenthalt und hat sehr hohe Erwartungen an ärztliche Behandlung, Pflege und Service. Er beschwert sich, da er sich nicht entsprechend wertgeschätzt fühlt. Das Pflegeteam jedoch hat den Anspruch, allen Patient*innen genau die Leistung zu geben, die benötigt wird. Dagegen steht die Meinung der Geschäftsführung, die wiederum erwartet, dass Privatpatient*innen durch ihren erhöhten finanziellen Beitrag auch deutlich mehr Pflege und Service in Anspruch nehmen können. So kommt es zu Konflikten auf unterschiedlichsten Ebenen – ethische stehen hier diametral konträr zu monetären Ansprüchen.

Der Umgang mit einer großen Rollenkomplexität und den damit verbundenen unterschiedlichen Rollenerwartungen ist mit dem Berufsbild einer Pflegeleitung unweigerlich verbunden – auch die Tatsache, dass daraus mitunter Rollenkonflikte entstehen. Je weniger die Erwartungen des Umfeldes mit dem eigenen Handeln übereinstimmen, desto stärker treten Rollenkonflikte auf; sie können sich folgendermaßen darstellen (Neuberger 1995):

Konflikte in der Person. Die Erwartungen an sich selbst sind widersprüchlich. Beispiel: Eine Stationsleitung will im Team beliebt sein, muss aber eine unpopuläre Entscheidung der Pflegedienstleitung durchsetzen.

Konflikte mit Mitarbeitenden oder anderen Funktionen. Die Erwartungen anderer widersprechen sich. Beispiel: Das Pflegeteam erwartet Fairness und Gleichbehandlung bei der Verteilung der Dienste. Ein von familiären Problemen beeinträchtigter Kollege erwartet hingegen Rücksichtnahme und fordert zwei Dienste weniger.

Konflikte mit den eigenen unterschiedlichen Rollen. Aus verschiedenen Rollen resultieren unterschiedliche Erwartungen, die sich widersprechen. Beispiel: Als pflegerische Leitung soll die Verantwortung möglichst umfassend wahrgenommen werden, als Elternteil soll möglichst viel Zeit mit der Familie verbracht werden.

Konflikte mit der Rolle. Die Rollenerwartungen passen nicht mit zum Selbstbild. Die persönlichen Anschauungen stehen im Widerspruch zum persönlichen Handeln. Beispiel: Aufgrund der Vorgaben der Klinikleitung, die vorgegebene Grenz-Verweildauer einzuhalten, wird ein 90-jähriger Patient entlassen, obwohl aus sozialmedizinischer Sicht ein stationärer Verbleib bis zur Sicherstellung einer häuslichen Betreuung empfehlenswert gewesen wäre.

Um Rollenkonflikten vorzubeugen oder sie zu lösen, ist es wichtig, sich die unterschiedlichen Erwartungen zu verdeutlichen und sie zur priorisieren. Dabei hilft folgendes Raster (Hofbauer 2012):

- Erwartungen, die erfüllt werden, ohne dies vorab zu verkünden.
- Erwartungen, die offen angenommen und umgesetzt werden.
- Erwartungen, bei denen der eigene Standpunkt noch geklärt werden muss.
- Erwartungen, die offen abgelehnt werden.
- Erwartungen, die nicht unbedingt erfüllt werden müssen.

Der Umgang mit Rollen und den damit verbundenen Erwartungen ist vielschichtig und komplex. Insbesondere für Leitungskräfte ist es wichtig, ihre Rolle zu reflektieren und Rollenklarheit zu gewinnen. Dabei helfen die Kenntnisse über unterschiedliche Verhaltensprofile. Mit ihnen lassen sich das eigene Verhalten und das anderer Menschen besser einschätzen.

Um ein besseres Bewusstsein für Ihre soziale Rolle auf der Arbeit zu bekommen, setzen Sie Ihr Johari-Fenster in jener Rolle ins Verhältnis zu ihrem Johari-Fenster in ihrem Privatleben. Wo sehen Sie Unterschiede, wo Gemeinsamkeiten? Wie groß ist Ihre Arena bzw. Ihre Maske? Welche Merkmale geben Sie in soziale Situationen ein, welche halten Sie bewusst zurück? Für welche Eigenschaften und Verhaltensweisen stehen Sie als Führungskraft in der täglichen Arbeit? Bei welchen Eigenschaften, Merkmalen und Verhaltensweisen würde es sich lohnen, diese vom Privatleben auf die Arbeit zu übertragen und umgekehrt?

4.3 Verhaltensprofile und soziale Rollen im Arbeitsalltag

In Bezug auf Verhaltensprofile taucht immer wieder die Frage auf, ob man sich über unterschiedliche soziale Rollen hinweg nicht unterschiedlich verhalte und dementsprechend je Rolle ein anderes Verhaltensprofil an den Tag lege. Ein klassisches Beispiel: »Auf Station bin ich sehr gründlich, beispielsweise beim Blutabnehmen, privat bin ich aber ganz anders, geradezu unordentlich.«

Doch ist das wirklich so? Jeder Mensch hat in seinem Leben unterschiedliche Rollen, die er je nach Situation, Umwelt und Gegebenheiten bedient. Psychologisch betrachtet sind Verhaltensprofile allerdings stabile Konstruktionen, das heißt, ein »Schlüpfen aus der eigenen Haut« fällt schwer. Profile sind auch über mehrere Rollen hinweg konstant, Verhaltenstendenzen bleiben über alle Rollen hinweg vorhanden. Es kann aber sein, dass – in Bezug auf das Johari-Fenster – die einzelnen Anteile der Quadranten je nach Rolle verschoben werden. So kann jemand, der sich auf der Arbeit nicht wirklich wohl fühlt oder Angst vor einer neuen Herausforderung hat, im Job eine größere *Maske* tragen, also nicht so viel von sich Preis geben, vorsichtig und taktierend sein. Deshalb wird der- oder diejenige von der Umwelt auch so wahrgenommen, wie er oder sie es vorgibt. Zuhause dagegen sind diese Ängste unnötig, man fühlt sich wohler und zeigt sein Verhalten offen. Menschen leben, je nach Anlass, Umgebung und Notwendigkeit, verschiedene Rollen. Tragen sie in der Öffentlichkeit beispielsweise eine besonders große *Maske*, achten sie darauf, bestimmte Eigenschaften durch Verhaltensweisen zu präsentieren, andere wiederum, die ihnen unangenehm sind oder zu Verunsicherung oder Unmut führen können, zu verbergen. Eine so bewusste Verschiebung der Quadranten kann viel Kraft kosten oder das Ergebnis eines langen Lernprozesses sein. Wer einer Tätigkeit nachgeht, die für sein Verhaltensprofil eine besondere Herausforderung darstellt, wird vielleicht vermehrt darauf achten, diese Anstrengung nicht nach außen zu präsentieren – und das zusätzlich zu der täglichen Lernleistung nebenbei, sich mit den Gegebenheiten zu arrangieren. Eine Führungskraft sollte allerdings in der Lage sein, das Verhalten der Mitarbeitenden zu analysieren und auch zu erkennen, ob der oder die Betroffene aufgrund des Verhaltensprofils für eine bestimmte Aufgabe wirklich die geeignetste Person ist oder ob es einer langen Lernkurve bedarf, bis sich jemand mühsam eine fordernde Fähigkeit angeeignet hat, die ihn oder sie immer mehr Kraft kosten wird als dafür geeignetere Personen

Immer wieder kommt die Frage auf: Wie sieht eigentlich das optimale Johari-Fenster einer Führungskraft aus? Als erstes ist bei der Antwort auf diese Frage zu bedenken: Es gilt immer, den Einzelfall mit all seinen individuellen Gegebenheiten zu betrachten. Was bei einer Person funktionieren kann, mag für eine andere unangenehm oder unpassend erscheinen. Wer seit Jahren mit einer hohen *Maske* erfolgreich führt, mit sich selbst, seiner Arbeit, seiner Zeit und mit anderen klarkommt, dem mag diese hohe *Maske* helfen, eine gesunde Distanz zu anderen zu wahren. Es lohnt sich für viele Führungskräfte allerdings, langfristig darauf hinzuarbeiten, eher eine größere *Arena* als eine *Maske* zu tragen. Es ist für Mitarbeitende hilfreich und wichtig zu erkennen, wofür Sie als Führungskraft stehen, welche Werte und Prinzipien Sie vertreten, welche Ihrer Prioritäten bei der Arbeit wichtig sind und was Sie von anderen erwarten. Nur so können Sie für andere transparent, nachvollziehbar, präsent und damit auch greifbar werden und so auch leichter Bindung aufbauen. Ihre Mitarbeitenden wissen dadurch, woran sie bei Ihnen sind. Mit einem regelmäßigen Blick auf den eigenen *blinden Fleck* und ausreichend Feedback bei gleichzeitiger Offenheit, sich selbst auch noch weiterentwickeln zu können, hat man eine stabile Basis, auf die man setzen kann.

5 Das DISC-Modell

5.1 Aufbau, Struktur und Ziele beim Führen mit DISC

Das DISC-Verhaltensprofil ist ein praxisbezogenes Verfahren, bei dem das Augenmerk auf dem beobachtbaren Verhalten liegt und nicht auf Kompetenzen oder auf der Erfassung der Persönlichkeit. Es wird primär im Arbeitsalltag eingesetzt, weshalb sich die statistischen Untersuchungen für die Vergleichsgruppe auf Menschen in der Arbeitswelt beziehen. Das DISC-Persönlichkeitsprofil ist ein quantitatives Instrument, das menschliches Verhalten als das Produkt unserer »inneren Verkabelung«, unseres Temperaments und unserer Erfahrungen betrachtet. Diese spiegeln spätestens im Erwachsenenalter einen relativ konstanten sogenannten Verhaltensstil wider, da sich bestimmte Verhaltensmuster gefestigt haben, auf die wir im Alltag bevorzugt zurückgreifen, weil sie uns besonders leicht fallen bzw. wir diese gewohnt sind. Wir haben über lange Zeit gelernt, mit ihnen erfolgreich zu sein, und wurden entsprechend bestärkt, ein solches Verhalten häufiger zu zeigen. Wie stark dabei letztendlich unsere Gene oder das Umfeld eine Rolle gespielt haben, kann dabei bei jedem und jeder Einzelnen variieren.

Ein vollständiges und umfassendes Verhaltensprofil nach DISC kann, wie andere vergleichbare Profile auch, letztendlich immer nur mithilfe eines diagnostischen Testverfahrens auf Basis einer Selbsteinschätzung anhand eines entsprechenden Fragebogens erhoben werden. Beobachtungen im Arbeitsalltag, Fragen im Gespräch oder kürzere »Schnelltests« mit reduzierter Itemzahl können immer nur als Annäherung an ein solches Profil fungieren. Dennoch kann auch schon eine Auseinandersetzung mit dem Verhaltensprofil auf dieser Ebene ein weiterer Baustein und ein wichtiger Teil des Handwerkszeugs einer Führungskraft sein.

Ziel der Anwendung eines solchen Werkzeugs wie DISC ist letztendlich immer eine Verbesserung der Kooperationsleistung durch effektiven Umgang mit anderen, um effektiver und effizienter zu kommunizieren und positive Arbeitsbeziehungen zu gestalten. Also zu lernen, Konflikte konstruktiv zu lösen, indem man andere da »abholt«, wo sie stehen. Oder, noch besser, zu lernen, Konflikte proaktiv zu vermeiden, letztendlich also Einfluss auf das Verhalten anderer zu nehmen, um gemeinsam Ziele zu erreichen.

DISC hilft dabei, das eigene Erleben und (Arbeits-)Verhalten besser zu reflektieren und das anderer nachzuvollziehen und zu erkennen. Persönliche Unterschiede zwischen Personen werden besser verstanden. Dadurch wird die Basis geschaffen, anderen Verhaltensstilen mit Respekt zu begegnen. Der Grundsatz dabei ist immer: Anders heißt nicht schlechter! Auf der Basis dieser Erkenntnisse können dann Strategien zur besseren Zusammenarbeit und Produktivität entwickelt werden.

Besonders als Führungskraft sind solche Kenntnisse hilfreich. Denn Erfolg für Ihre Mitarbeitenden heißt auch, individuelle Stärken mit den Situationen zusammenzubringen, in denen sie glänzen können. Sich differenziert mit den Menschen auseinanderzusetzen, die Ihnen anvertraut sind, ist dabei zielführend. Außerdem können Sie im Rahmen der Personalentwicklung so leichter neue Entwicklungsfelder der Mitarbeitenden eingrenzen und Entwicklungsbedarfe formulieren, Motive identifizieren und Entwicklung initialisieren.

> An dieser Stelle tritt häufig die Frage auf: »Ist das nicht eigentlich Manipulation?« In der Tat kann der Eindruck entstehen, dass die Kenntnisse über psychologische Verhaltensprofile als Führungswerkzeuge per se dazu führen, Menschen nach dem eigenen Willen, vielleicht auch unwissentlich, zu beeinflussen und auszunutzen. Um hier eine differenzierte Betrachtung vorzunehmen, sollten Begriffe wie Führung und Manipulation trennscharf verwendet werden.

Führen lässt sich definieren als Einflussnahme auf das Verhalten anderer, um gemeinsam Ziele zu erreichen. Führung ist also in dem, was sie tut, grundsätzlich auf Transparenz ausgerichtet. Manipulation von Menschen dagegen bezeichnet eine verdeckte, gezielte Einflussnahme, die ggf. den Betroffen nicht nur nicht nutzt, sondern ihnen sogar schaden kann. Der Unterschied liegt zum einen in der Transparenz von Führung, die offen auf gemeinsame Ziele ausgerichtet ist (und wenn ein Ziel einmal nicht im Sinne der Mitarbeitenden sein sollte, z. B. bei Entwicklungswiderständen, dann sollten zumindest der Hintergrund, die Sinnhaftigkeit und der langfristige Nutzen erläutert werden können, um Verständnis und Akzeptanz aufzubauen). Zum anderen geht es bei DISC immer darum, die Bedürfnisse und Antreiber einer Person zu erkennen, um nachvollziehen zu können, warum jemand auf bestimmte Art und Weise agiert und reagiert, welche Ansprache sie benötigt, wie sie dort abgeholt werden kann, wo sie momentan steht, und wie die Motivation auf gemeinsame Ziele zu lenken ist. Manipulation dagegen kümmert sich wenig bis gar nicht um die Bedürfnisse anderer oder nutzt diese bewusst aus, um lediglich eigene Ziele zu verfolgen.

Dennoch gilt es zu beachten: Psychologische Diagnostik kann ganz allgemein immer, wenn richtig angewendet, ein mächtiges Werkzeug sein, das natürlich auch ausgenutzt und missbraucht werden kann. Wer die Schwächen anderer kennt, kann ihnen das Leben zur Hölle machen, indem man sie beispielsweise da einsetzt, wo sie unglücklich und nicht voll leistungsfähig sind. Das kann über Manipulation, Täuschung und Ausgrenzung bis hin zum Mobbing gehen. Ein Küchenmesser kann helfen, einen Salat zu schneiden – es kann aber auch eine Person schwer verletzen. Der Einsatz von DISC bedeutet also auch, damit wertig und respektvoll umzugehen.

Deshalb ist ein verantwortungsvoller Umgang im Hinblick auf die eigenen Führungsprinzipien (siehe Band 1) wie Fürsorgepflicht, Transparenz und Respekt gegenüber den Mitarbeitenden entscheidend, um Menschen für gemeinsame Ziele zu gewinnen.

5.2 DISC – Hintergründe und Entstehungsgeschichte

DISC ist ein Modell, das aus den Arbeiten von William Moulton Marston entstanden ist. Marston veröffentlichte 1928 als Reaktion auf die Fokussierung der Psychologie auf Psychopathologien und den »kranken« Menschen das Buch »Emotions of Normal People«. In diesem Werk unterschied er vier Arten »normaler« emotionaler Reaktionen des Menschen. Diese emotionalen Reaktionen sind Marstons Theorie zufolge abhängig von zwei Faktoren:

Der erste Faktor ist die Wahrnehmung des Umfeldes: Wird das Umfeld als freundlich und angenehm oder als feindlich und unangenehm wahrgenommen? Der zweite Faktor ist die Wahrnehmung der eigenen Person im Vergleich zur Umwelt: Wird die eigene Person als stärker bzw. schwächer als das Umfeld angesehen?

Hieraus ergeben sich zwei voneinander unabhängige Verhaltensdimensionen, die jeweils zwei Verhaltensausprägungen annehmen können: Wenn Menschen ihr Umfeld als freundlich wahrnehmen, möchten sie sich verbünden.

Erleben sie es hingegen als feindlich, möchten sie sich distanzieren. Sehen sich Menschen stärker als ihr Umfeld, versuchen sie, ihr Umfeld zu gestalten, zu verändern und zu kontrollieren. Sehen sich Menschen schwächer als andere, dann passen sie sich an die gegebenen Verhältnisse an.

In den 1940er Jahren beschäftigte sich Walter Clarke mit der Beschreibung von Verhalten und erkannte einen Zusammenhang zwischen seinen psychometrischen Daten in der Verhaltensforschung und den Arbeiten von Marston. Er entwickelte erste Fragebögen, um einen Zugang zu den oben genannten Faktoren zu finden. Aufbauend auf seinen Arbeiten entwickelte J. P. Cleaver Mitte der 1950er Jahre den ersten Forced-Choice Fragebogen zu diesem Thema. In der Zeit zwischen 1940 und 1958 entstanden aufgrund von Beobachtungen die 15 klassischen DISC-Typen. In den 1960er Jahren validierte John G. Geier diese 15 Typen und veröffentlichte das erste DISC-Produkt. Der Name DISC geht auf die Bezeichnungen von Marston zurück, der die vier Begriffe Dominance (Dominanz), Inducement (Einflussnahme), Submission (Unterordnung) und Compliance (Befolgung) prägte, die später zu den vier Merkmalen *Dominance*, *Influence*, *Steadiness* und *Conscientiousness* abgewandelt wurden. Im Deutschen werden die Begriffe heute mit *Dominant*, *Initiativ*, *Stetig* und *Gewissenhaft* geführt. Aus rechtlichen Gründen benutzen wir in diesem Buch stets die englische Abkürzung DISC.

5.3 Die DISC-Verhaltensdimensionen

Sämtliche menschliche Verhaltensweisen werden im DISC-Modell mithilfe von zwei Achsen strukturiert. Diese Achsen können auch bei der Verhaltensbeobachtung als Hilfestellung verwendet werden, um Verhaltensweisen ein- und zuzuordnen:

Die sogenannte *Handlungsachse* zieht sich von Norden nach Süden im DISC-Kreis. Menschen, die eher dazu neigen, ihr Umfeld zu kontrollieren, befinden sich dabei eher im Norden des Kreises. Sie streben nach Veränderungen, Einfluss und Kontrolle, wollen aktiv gestalten und möchten dementsprechend auch schnell agieren, statt zu reagieren, am besten schon, bevor jemand fragt. Sie zeichnen sich durch eine hohe Dynamik, Intuition und Schnelligkeit aus, mögen es ungern, lange zu verweilen oder zu warten, und blühen besonders dann auf, wenn sie viel Raum bekommen, um Neues schaffen zu dürfen und nicht durch zu viele Strukturen ausgebremst zu werden.

Dagegen finden sich im Süden Menschen, die sich gerne an ihr Umfeld anpassen, lieber zuarbeiten und dabei eher zurückhaltend und nachdenklich wirken. Sie werden tendenziell schneller aktiv, wenn sie direkt angesprochen werden, reagieren also mehr statt zu agieren, ohne dabei qualitativ schlechtere Antworten zu geben als jene aus dem nördlichen Teil. Sie brauchen allerdings die direkte Ansprache und Impulse. Sie wirken dabei besonders stabil und in sich ruhend und bevorzugen ein gleichmäßiges Arbeitstempo, überdenken Entscheidungen lange, bevor sie in Aktion treten, und bevorzugen das Arbeiten in verlässlichen Strukturen, die sie lieber bewahren bzw. verbessern und ausbauen, um Sicherheit und Stabilität zu gewährleisten.

Von Westen nach Osten zieht sich die sogenannte *Beziehungsachse*. Im Westen liegen Menschen, die ihr Umfeld eher als stressig und feindlich betrachten und sich tendenziell davon distanzieren: Sie sind mehr (hinter-)fragend, skeptisch, sachorientiert als an Menschen und Personen orientiert, bevorzugen Zahlen, Daten und Fakten. Sie bleiben lieber unabhängig und kühl und bevorzugen es, alleine zu arbeiten.

Im Osten des Kreises liegen Menschen, die ihr Umfeld als entspannt und freundlich wahrnehmen. Sie sind akzeptierend, treten herzlich und aufgeschlossen auf und zeichnen sich tendenziell durch eine höhere Personenorientierung aus statt durch Sachorientierung. Diese Menschen möchten sich mit ihrem Umfeld verbinden und verbünden, sind bei der Arbeit ungern allein und blühen besonders in der Zusammenarbeit mit anderen und im Team auf.

Mit diesen zwei Achsen ergeben sich nun vier Felder im DISC-Modell, die die vier Verhaltensdimensionen *Dominant*, *Initiativ*, *Stetig* und *Gewissenhaft* beschreiben, nach denen sich menschliche Verhaltensweisen einteilen lassen und aus denen sich für jeden Menschen je nach Ausprägung, ein persönlicher Verhaltensstil ergibt.

Zu jeder Dimension gehören drei Prioritäten, auf die jemand mit einer entsprechenden Ausprägung in der täglichen Arbeit (-sweise) vorrangig Wert legt. Dahinter stecken jeweils spezifische Bedürfnisse, die jemand mit einer entsprechenden Ausprägung erfüllen bzw. von anderen erfüllt sehen möchte. Durch diese Bedürfnisse betrachtet die Person das eigene Umfeld wie durch eine Brille, und bewertet damit auch bei anderen, wie stark sie nach diesen Bedürfnissen streben.

Alle vier Dimensionen sind gleichwertig, keine ist besser oder schlechter als eine andere, sie sind nur einfach anders als die anderen. Um diesem Anspruch gerecht zu werden, nutzen wir bei der Beschreibung von DISC die Bezeichnungen der Himmelsrichtungen.

Die vier Dimensionen haben unterschiedliche Prioritäten und Bedürfnisse, Fähigkeiten, Stärken und Schwächen. In einem Team sind alle Stile wichtig und ein Team wird umso stärker, wenn viele unterschiedliche Persönlichkeiten ein großes Ganzes bilden und sich miteinander abstimmen. Jeder Stil hat seine Berechtigung und Bedeutung und es ist Sache der Führungskraft, entsprechende Verhaltensstile treffend einzusetzen.

Abb. 3: Der DISC-Kreis (siehe Buchdeckel, bitte ausklappen)

Aufgezeigt werden im DISC-Kreis die *Prioritäten* – hier dunkelblau dargestellt: also all jene Dinge, die in der jeweiligen Verhaltensdimension von besonderer Bedeutung bei der täglichen Arbeit sind. Die hellblauen Schlagwörter dahinter verdeutlichen die sogenannten *Bedürfnisse* und Antreiber, die eine Ebene tiefer hinter den Prioritäten eines Menschen liegen: Sie zeigen die Bedürfnisse auf, die erfüllt werden müssen, um sich wohl und wirksam zu fühlen, und bilden gleichzeitig auch die Basis für Werturteile über das Verhalten anderer. Jeder Mensch trägt diese Bedürfnisse als eine entsprechende »Brille«, durch die er die Welt betrachtet. Personen, die sich beispielsweise sehr initiativ verhalten, haben ein hohes Bedürfnis nach Optimismus. Sie bemessen ihr Umfeld nach der Fähigkeit, optimistisch und begeisterungsfähig zu sein. Treffen sie auf Kolleg*innen, bei denen diese Eigenschaften nicht besonders ausgeprägt sind, verlieren sie sehr schnell das Interesse bzw. könnten Gefahr, laufen den- oder diejenige abzuwerten. (»Jeden Morgen zieht sie ein Gesicht, wenn sie zur Arbeit kommt«, »Sie ist immer so kalt!«, »Jetzt zeig doch mal ein bisschen mehr Begeisterung!«). Wer viel Wert auf Ergebnisse legt, hat auf der anderen Seite ein hohes Bedürfnis nach Durchsetzung und Stärke *(D-Stil)*. Menschen mit einem hohen *S wie Stabilität* sehnen sich auf der anderen Seite nach Zuverlässigkeit und Berechenbarkeit. Menschen, deren Verhaltensprofil nach *Genauigkeit* ausgerichtet ist, haben ein großes Bedürfnis nach Objektivität und Sachlichkeit. Daraus ergeben sich auf der einen Seite Motivatoren, die einen Menschen vorantreiben, auf der anderen Seite werden jedoch auch die Ängste sichtbar. In unserer Grafik werden den vier Verhaltensdimensionen jeweils drei Bedürfnisse und Prioritäten zugeordnet (▶ Abb. 3).

DISC ist frei von jeglicher Kompetenzerfassung, im Vergleich zum Reifegrad-Modell (siehe Band 1). Wissen und Erfahrung werden dort als Faktoren der Kompetenz beurteilt. Im DISC-Modell wird keine Leistung und keine Kompetenz an sich gemessen, kein DISC-Verhaltensstil ist prinzipiell leistungsstärker oder besser als ein anderer, deshalb wird im Zusammenhang mit dem DISC-Kreis auch immer von Himmelsrichtungen gesprochen, anstatt von oben oder unten zu reden.

Das DISC-Modell stellt damit, wie bereits das Reifegradmodell, ein weiteres Führungswerkzeug für den eigenen Baukasten dar. Genaugenommen kann es sogar als eine Erweiterung betrachtet werden, als eine zusätzliche Dimension, da Mitarbeitende mit spezifischen Reifegraden je nach Person und Aufgabe auch noch über ein entsprechendes Verhaltensprofil verfügen, das ihr Arbeitsverhalten und -erleben mitprägt. Daher verdoppelt sich noch einmal die Bedeutung von wirksamer Führung als individuell auf den Verhaltensstil und Reifegrad des Gegenübers abgestimmtes eigenes Führungsverhalten im Sinne des passenden Führungsstils und der konstruktiven Gesprächsführung.

5.4 Kurzbeschreibungen der vier Verhaltensdimensionen

D – Dominant

Ein vorrangig *dominanter Verhaltensstil* beschreibt Personen, die gern und schnell Entscheidungen treffen, zielorientiert und willensstark sind. Sie handeln meist zügig und ohne langes Zögern und wünschen sich das auch von anderen. Befindlichkeiten liegen ihnen dabei nicht, wenn es darum geht, große Herausforderungen zu bewältigen.

Sie zeichnen sich aus durch

- die Ausstrahlung von Selbstsicherheit und hohem Selbstbewusstsein,
- eine erhöhte Risikobereitschaft,
- klare Zielorientierung,
- einen hohen Durchsetzungswillen,
- eine gewisse Kompromisslosigkeit,
- eine hohe Eigendynamik und schnelle Umsetzung,
- eine direkte, bestimmte und klare Art der Kommunikation, ohne Umschweife auf den Punkt kommend,
- ihre Abgeklärtheit und Sachlichkeit.

Dominante Personen konzentrieren sich problemlos auf eine Sache und blenden störende Einflüsse eher aus. Daher kommen sie rasch und effektiv ans Ziel, laufen aber bisweilen Gefahr, ihr Umfeld und ihre Mitmenschen aus dem Blick zu verlieren. Ihre zielstrebige Art kann auf andere gelegentlich unterkühlt, hart, einschüchternd oder auch provozierend wirken.

Menschen mit einem stark ausgeprägten dominanten Verhaltensstil sind meist durchsetzungsstarke, ergebnisorientierte Individuen. Sie sind ständig auf der Suche nach neuen Herausforderungen und Chancen. Sie streben nach Erfolg und Status, verfolgen vor allem ihre eigenen Ziele, räumen dabei gerne Hindernissen aus dem Weg und überwinden Widerstände.

Sie legen Wert darauf, schnell in Aktion und Bewegung zu kommen, und gehen zügig und energetisch auf ihre Ziele zu. Sie empfinden ein berechenbares Umfeld als ermüdend und können dadurch bisweilen ungeduldig werden, wenn andere Menschen Ideen zunächst analysieren möchten, anstatt sie gleich umzusetzen. Sie wollen ohne zeitlichen Verzug ihre Aufgaben angehen.

I – Initiativ

Menschen mit einem vorrangig *initiativem Verhaltensstil* sind in der Regel besonders innovativ, ausdrucksstark – von der Gestik bis zur Mimik –, begeisterungsfähig und tragen das Herz auf der Zunge. Sie lieben die soziale Interaktion: Es inspiriert sie, mit anderen zusammenzuarbeiten und zu netzwerken, und sie sind gern mit Spaß und Freude bei der Arbeit. Sie wünschen sich, diesen Optimismus und ihre lockere Art von anderen gespiegelt zu bekommen.

Sie zeichnen sich aus durch

- einen hohen Optimismus,
- Begeisterungsfähigkeit und Lebendigkeit,
- einen gewinnenden Charme,
- hohe Geselligkeit und Extraversion,
- ein erhöhtes Mitteilungsbedürfnis,
- hohe Flexibilität in ihrer Arbeitsweise,
- Ideen und Visionen (»The bigger picture«),
- Offenheit für Neues.

Die größte Stärke initiativer Menschen ist ihre Begeisterungsfähigkeit, mit der sie andere motivieren und mitreißen. Ihre unstrukturierte Art lässt sie mitunter allerdings chaotisch wirken, Detailarbeit liegt ihnen überhaupt nicht und ohne Abwechslung und neuen Input wird ihnen schnell langweilig. Sie denken lieber in großen Bildern und Visionen und haben daher nicht viel für Details übrig. Unter Stress neigen sie eher zur Emotionalität, verlieren die Fakten aus dem Blick und neigen zu Verallgemeinerungen.

Für Menschen mit einem ausgeprägten I-Stil steht die Begeisterung an erster Stelle. Wenn sie etwas toll finden, reißen sie gern andere mit, sind aber auch leicht verführbar für Neues. Lebhaftigkeit, Aktionen und Schnelligkeit im Denken und Handeln zeichnen sie aus und dabei gehen sie auch gerne voran. Sie agieren intuitiv und können die Tendenz haben, Probleme zu beschönigen, anstatt sie direkt anzugehen. Ein bewusstes und analytisches Vorgehen bremst sie aus, neue Menschen und teamorientiertes Denken motivieren sie.

S – Stetig

Ein ausgeprägter, vorrangig *stetiger Verhaltensstil* beschreibt ausgeglichene und ausgleichende Personen, die sich hervorragend in Teams einfügen. Sie lieben harmonische Beziehungen und ein stabiles, zuverlässiges Umfeld. Sie suchen stets nach Lösungen, die für alle möglichst akzeptabel sind, sichern gerne die Stabilität und Strukturen ihres Umfeldes und bevorzugen berechenbare und verlässliche Abläufe und Routinen. Sind diese gegeben, kann man sie an ihrem S messen: Schnell, sauber, sicher, stabil und systematisch, mit seismographischen Antennen für Stimmungen und Gefühle anderer und in Teams.

Sie zeichnen sich aus durch

- eine hohe Teamfähigkeit und Ausgeglichenheit,
- gute Zuhörerqualitäten,
- große Warmherzigkeit,
- ein ausgeprägtes Harmoniebestreben,
- große Hilfsbereitschaft,
- ein hohes Maß an Geduld und Ausdauer,
- Verlässlichkeit und Berechenbarkeit,
- Empathie und Empfindsamkeit.

Stetige Menschen lieben es, wenn alles im Gleichgewicht ist. Sie möchten es gern allen recht machen und sorgen selbst für eine angenehme Atmosphäre, in der sie strukturiert bewährte Abläufe und Methoden systematisch durchführen und beibehalten. Konflikte sind nicht ihre Sache und sie gehen Streitigkeiten am liebsten aus dem Weg, wenn sie selbst betroffen sind; bei anderen gelten sie als gute Vermittler und Schlichter, um die Harmonie zu wahren. Auch Veränderungen liegen ihnen nicht. Das fällt immer dann besonders auf, wenn am Arbeitsplatz notwendige Innovationen anstehen. Sie lieben Sicherheit, geordnete und bewährte Abläufe und fordern, wenn Veränderungen wirklich nötig sind, genaue Begründungen ein. Um erfolgreich und froh auf dem Arbeitsplatz zu sein, benötigt eine Person mit einem hohen S-Anteil Zeit, sich auf Veränderungen vorzubereiten, Veränderungsinhalte in »homöopathischen Dosen« sowie eine beständige Bestätigung und Wertschätzung der eigenen Person. Stetige Menschen lassen bisweilen die eigenen Bedürfnisse außer Acht und müssen daher besonders im Sinne des Fürsorgeprinzips von der Führungskraft vor persönlich veranlasster Überforderung geschützt werden.

C – Gewissenhaft

Der vorrangig *gewissenhafte Verhaltensstil* beschreibt Personen, die Genauigkeit und hohe Standards lieben und leben wollen und für die Qualität und Meisterschaft an erster Stelle stehen. Sie gehen stets logisch und analytisch vor und arbeiten detailgenau mit dem Ziel der stetigen Verbesserung und höchster Effizienz. Dabei sind sie gern unabhängig und arbeiten durchaus bevorzugt allein, vor allem, wenn andere ihren Ansprüchen an Kompetenz und Qualität nicht gerecht werden können. Sie legen Wert auf eine möglichst objektive Perspektive, untermauert mit genauen Zahlen, Daten und Fakten und sind meistens frei von Emotionen. Auch Gestik und Mimik verraten bisweilen wenig über ihr Innenleben.

Sie zeichnen sich aus durch

- Präzision, verlässliche und strukturierte Arbeitsweise,
- Logik und Rationalität,
- einen Beitrag zur Stabilität durch das Schaffen und Gewährleisten von Standards,
- einen analytischen Blick, vor allem bei Detailarbeiten,
- Vorliebe für Zahlen, Fakten, Daten,
- ein besonderes Augenmerk auf hohe Qualität und Korrektheit der eigenen Arbeit,
- Blick für Fehler und Mängel,
- Effizienzstreben (»Es geht immer noch besser«).

Wenn es um Genauigkeit, Sorgfalt und Präzision geht, sind die Gewissenhaften an der richtigen Stelle. Allerdings sind sie oft distanziert im Umgang mit anderen – das lässt sie unter Umständen kühl und abweisend wirken.

Um die besten Ergebnisse zu erzielen, analysieren sie ihre Optionen rational und trennen Gefühle von Tatsachen, brauchen aber klare Standards und Vorgaben, um sich nicht in Kleinigkeiten zu verfranzen. Sie schätzen es, präzise zu sein, und stellen daher oftmals vertiefende, skeptische und kritische Fragen, um Sachverhalte zu durchdringen. Ihre Arbeitsweise ist strukturiert, analytisch und ausdauernd. Schnelle Entscheidungen und oberflächliches Handeln verschrecken sie eher. Neue Ideen und Konzepte werden nicht gleich bejubelt, sondern eher auf Schwachpunkte untersucht.

> Achtung: Die vier hier beschriebenen Verhaltensdimensionen wurden so erläutert, als würden sie auf eine Person zutreffen, deren Verhaltensprofil einen Verhaltensstil ergeben hat, der exakt in die jeweilige Dimension des DISC-Modells fällt. Dieser Verhaltensstil umfasst also in Reinform nur eine Dimension des Modells. Das ist zwar ein durchaus mögliches Ergebnis, ebenso möglich allerdings sind Verhaltensstile, die sich aus mehreren Verhaltensdimensionen zusammensetzen, quasi Mischstile, wie ein DI-Stil oder ein SI-Stil, der zusätzlich noch Genauigkeit für sich zur Priorität erhoben hat.
>
> Generell ist festzuhalten, dass alle vier Dimensionen in jedem Menschen grundsätzlich angelegt sind und jeder jede Art von Verhalten aus allen Dimensionen zeigen kann. Allerdings gibt es einige Dimensionen, die individuell wesentlich ausgeprägter sind als andere und auf die dementsprechend besonders leicht und häufig zugegriffen werden kann, während für den eigenen Verhaltensstil untypische Verhaltensweisen sehr viel mehr Kraft kosten und mit Unsicherheiten verbunden sein können (denken Sie daran: Verhalten ist wie ein Handschuh, den Sie überziehen: Ihre Finger bestimmen, wie sich der Handschuh bewegt. Das heißt Sie sind nicht Ihr Verhalten, sondern Sie sind in der Lage Ihr Verhalten zu steuern). Sprechen wir beispielsweise von einem *hohen D* oder einen *hohen S*, ist diese Ausprägung im Verhaltensstil besonders stark und das Verhalten tritt im Alltag deutlich und häufig zutage. Dennoch zeigt niemand dementsprechend im Alltag ausschließlich nur Verhaltensweisen aus einer Dimension. Jeder Mensch auch immer noch andere Anteile; auch wenn sie eventuell eher geringer ausfallen.
>
> Wichtig ist zu wissen: Menschen mit jedem DISC-Verhaltensprofil können gute Führungskräfte sein und werden; der Stetige, der Dominante, der Genaue und der Initiative, plus aller individuellen Verhaltensprofile.
>
> Damit Sie aber einen guten Überblick über DISC und die Arbeit damit bekommen, verbleiben wir in diesem Band bei

den vier Verhaltensdimensionen als die hier näher betrachteten Verhaltensstile, sodass Sie leichter anfangen können, mit diesen Kategorien zu arbeiten. Sie sind aber keinesfalls als absolut anzusehen; die Vielfalt, die sich aus den Kombinationen der Verhaltensdimensionen ergeben kann, ist riesig. Im Nachfolgenden zeigen wir Ihnen Beispiele zweier Verhaltensprofile, dargestellt mithilfe des sogenannten DISC-Prioritäten-Diagramms auf der Basis des Everything DiSC -Arbeitsplatz-Profils von Wiley. Sie zeigen einmal ein Verhaltensprofil mit einem reinen I-Stil und einen I-Stil, der zusätzlichen Priorität nach Genauigkeit und damit auch Anteilen aus der Verhaltensdimension C hat.

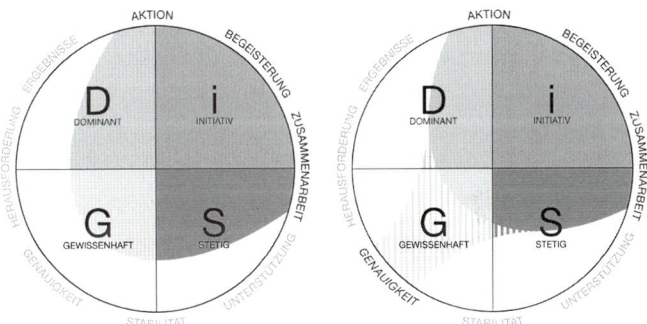

Abb. 4: DISC-Prioritäten-Diagramme

5.5 Bedürfnisse – Prioritäten – Ängste

Warum gehen manche Menschen furchtlos, ja sogar mit großer Freude an einen Veränderungsprozess, andere wiederum werden krank vor Sorge, wenn sich unerwartet ein Prozess leicht verändert? Gerade auf Station ist der Unterschied gut sichtbar, wenn beispielsweise ein neues System etabliert werden soll: Während eine Pflegekraft die elektronische Patientenakte liebt, da sie die Arbeit sichtbar erleichtert, drückt sich die Kollegin neuerdings vor jeder Visite, da ihr die Veränderungen Angst machen. Wer braucht also was, um gut arbeiten zu können?

Dominante Menschen sind auch als Strateg*innen bekannt

Sie haben das Bedürfnis

- ihre Ziele zu erreichen,
- Herausforderungen zu meistern,
- ihr Umfeld im Griff zu haben, also Kontrolle haben und ausüben.

Zu ihren Ängsten gehören vorrangig

- Kontrollverlust (»Ich habe die Situation nicht mehr im Griff«, »Die Sache entgleitet mir«).
- das Gefühl, ausgenutzt zu werden.
- persönlich gesetzte Ziele nicht zu erreichen.
- Schwächen zu zeigen bzw. als schwach zu gelten (was häufig auch auf emotionale Offenheit bezogen wird).

Initiative Menschen gelten auch als Visionär*innen

Sie haben das Bedürfnis

- nach Soziale Anerkennung (das kann Bewunderung umfassen, Applaus, aber auch Interesse und Aufmerksamkeit von anderen oder einfach ein Lächeln beim Gegenüber),
- mit Menschen (zusammen) arbeiten,
- andere motivieren, inspirieren und begeistern.

Zu ihren **Ängsten** gehören vor allem

- der Verlust an Einfluss und Anerkennung,
- Langeweile,
- Detailarbeit,
- zu viel Routine.

Stetige Menschen sind gute Teamplayer*innen

Sie haben das **Bedürfnis** nach

- Sicherheit,
- Harmonie,
- persönliche Wertschätzung.

Zu ihren **Ängsten** gehören insbesondere

- plötzliche Veränderungen,
- Verlust von Sicherheit,
- Konflikte,
- Unvorhersehbarkeiten,
- Fehler zu machen.

Gewissenhafte Menschen stehen auch als Revisor*innen bereit

Sie haben das **Bedürfnis** nach

- Qualität,
- Genauigkeit,
- Strukturen und Standards,
- Ordnung.

Zu ihren Ängsten gehören besonders

- Kritik an ihrer Arbeit,
- Fehlen von Normen und Standards,
- Unordnung,

- Ungenauigkeit,
- selbst Fehler zu machen.

5.6 Fremd- und Selbstwahrnehmung

Um Menschen mit unterschiedlichen Verhaltensprofilen besser kennenzulernen, können eine erste Selbsteinschätzung und der fremde Blickwinkel helfen, sich selbst, aber auch andere besser einzuschätzen.

D wie Dominant – Beschreibung

In der Selbstwahrnehmung:

- Lösungsorientiert
- will schnell Ergebnisse erzielen
- wehrt Einwände ab
- möchte sich mit anderen messen, strengt sich im Wettbewerb mit anderen mehr an
- neigt zur Ungeduld
- übernimmt gern Verantwortung
- gibt gerne Anweisungen

In der Fremdwahrnehmung:

- schafft durch die eigene Art oft Probleme für Andere bzw. achtet kaum auf die Befindlichkeiten anderer
- nimmt andere für seine Ziele in Anspruch
- reagiert durch Aufwerfen von (Gegen-)Fragen
- geht gerne Risiken ein
- verwendet Informationen, um Kontrolle auszuüben
- geht gerne in die Führungsposition
- kommuniziert kühl, knapp und klar, für manche schmerzlich

I wie Initiativ – Beschreibung

In der Selbstwahrnehmung:

- kommuniziert lebhaft, viel und bindet andere dabei ein
- überredet und überzeugt andere
- baut Spannungen gerne mit Humor ab
- weckt gerne Begeisterung und Inspiration
- knüpft Kontakte, verbindet und ist nach außen, auf andere orientiert
- akzeptiert verschiedene Meinungen
- agiert lieber spontan und intuitiv
- ist gerne Meinungs- und Stimmungsmacher

In der Fremdwahrnehmung:

- ist begeisterungsfähig
- fördert und unterstützt, was für ihn bzw. sie und den eigenen Ruf am besten erscheint
- erwartet Lob und Anerkennung
- verausgabt sich übermäßig
- vereinfacht bzw. verkürzt Lösungswege
- hat den Wunsch, mit anderen zusammenzuarbeiten
- hohes Mitteilungsbedürfnis, klagt auch lauthals
- trägt das Herz auf der Zunge, redet manchmal schneller als er/sie denkt

S wie Stetig – Beschreibung

In der Selbstwahrnehmung:

- möchte im Einklang mit anderen sein
- erwartet Sicherheit
- bleibt lange ruhig und gelassen
- baut Kraftreserven auf
- ist loyal
- ist geduldig

- bleibt oder sitzt an einem Platz, Wechsel sind unerwünscht
- unterstützt und hilft gern anderen
- hört gerne zu, anstatt zu reden
- möchte niemanden enttäuschen

In der Fremdwahrnehmung:

- erfüllt die eigenen Verpflichtungen, auch lange unter widrigen Umständen
- will andere erfreuen, ihnen Gutes tun
- verlässt sich gern auch auf die Stärken anderer
- vermeidet Machtkämpfe und geht Konfrontation lieber aus dem Weg
- vermittelt zwischen anderen, möchte Harmonie herstellen
- hat Angst vor unerwarteten Ereignissen
- ist freundlich und teilnehmend
- braucht mehr Erklärung und Zeit, um in neue Aufgaben zu kommen
- arbeitet gerne nach systematischen Vorgehensweisen
- braucht verlässliche Strukturen und geregelte Abläufe

C wie Gewissenhaft (Conscientious) – Beschreibung

In der Eigenwahrnehmung:

- formuliert gerne diplomatisch
- hält sich gern an Regeln, Normen und Standards
- prüft Dinge gerne auf Genauigkeit, Qualität und Fehlerfreiheit
- Wägt Handlungen in Bezug auf gewünschte Ziele genau ab
- Sorgt für Ordnung und verbessert Systeme
- Kümmert sich um praktische Details
- Geht gerne analytisch vor, um Sachverhalte zu durchdringen
- Orientiert sich gerne an Zahlen, Daten und Fakten

In der Fremdwahrnehmung:

- fordert andere durch die Sachlichkeit heraus

- stellt gerne kritische Fragen nach entscheidenden Details
- ist nachforschend und geht Dingen (auch Fehlern) auf den Grund
- setzt hohe Standards voraus
- kritisiert die Leistung anderer
- wertet Menschen ab, die eher emotional reagieren
- treibt andere durch kritische Fragen in die Defensive
- fügt sich Autoritäten
- arbeitet gerne in der »zweiten Reihe«
- kann mit allgemeinem Lob wenig anfangen

Für eine Führungskraft ist es wichtig, das Gegenüber genau einzuschätzen. Denn: So unterschiedlich die Menschen sind, so unterschiedlich sind ihre Reaktionen auf Ereignisse. Wer weiß, welche unterschiedlichen Bedürfnisse der jeweilige Mensch hat, kann sich auch auf die unterschiedlichen Fragen einstellen, die zu erwarten sind. Welches Bedürfnis ist meinem Mitarbeiter wichtig? Wovor hat jemand Angst? Was treibt den- oder diejenige*n an (Motivatoren)? Was macht dem Mitarbeiter Stress (Stressoren)? Warum gehen Menschen mit ganz unterschiedlichen Ambitionen und Motivationen an ihre Aufgaben heran? Denn wer diese Fragen beantworten kann, weiß, welche unterschiedlichen Bedürfnisse der jeweilige Mensch hat, kann sich auch auf die unterschiedlichen Fragen einstellen, die zu erwarten sind.
So erzeugt eine einfache Anweisung bei jedem Verhaltensmuster eine unterschiedliche Reaktion.

Die ersten spontanen Reaktionen darauf können unterschiedlich ausfallen:

- *D-Stil*: Was habe ich davon? Was ist das Ziel? Was ist das Ergebnis?
- *I-Stil*: Wer macht das noch? Wer ist mit dabei? Mit wem kann ich arbeiten?
- *S-Stil*: Wie soll das gehen? Wie sind die Prozesse? Wie geht es allen damit?
- *C-Stil*: Warum so? Warum jetzt? Warum nicht anders?

Fallbeispiel

Eine Pflegekraft in der Notaufnahme eckt bei ihren Kolleg*innen immer wieder an und fällt durch ihre akribisch genaue und langsame Arbeitsweise auf: Sie scheint häufig auf die Ungenauigkeit und Oberflächlichkeit der Arbeit anderer fixiert, zeigt sichtlichen Unmut und bisweilen auch Zynismus darüber und weißt andere immer öfter harsch auf ihre, aus ihrer Sicht, Unzulänglichkeiten hin. Dabei hinterfragt sie oft die Leistung anderer in Bezug auf die Qualität der Arbeit. Schnell hat sie im Team den Ruf als »Besserwisserin« weg, und wird ihrerseits von anderen für ihr mangelndes Arbeitstempo und ihre mangelnde Integrationsfähigkeit ins Team kritisiert – bis auf das negative Feedback scheint sie sich nicht sonderlich ins Team einbringen zu wollen. Die Stimmung wird zunehmend schlechter.

Die Führungskräfte setzen sich zusammen und schildern sich gegenseitig ihre Eindrücke und Wahrnehmungen über die Arbeitsweise und das Verhalten der Pflegekraft. Sie kommen zu dem Schluss, dass Genauigkeit eine Priorität für die Mitarbeiterin sein muss und sie eine klare Vorstellung davon hat, wie die Dinge geordnet sein sollten. Außerdem scheint sie sich durch eine große Sachorientierung auszuzeichnen, agiert skeptisch, kritisch und hinterfragend und arbeitet lieber für sich als mit anderen zusammen, auch scheint es ihr bisweilen an zwischenmenschlichem Feingefühl zu fehlen, wenn sie Anderen Rückmeldung gibt. Die Führungskräfte kommen zu dem Schluss, dass die Pflegekraft wahrscheinlich eher aus dem südwestlichen Teil des DISC-Kreises heraus agiert und die Motivatoren hinter ihrem Verhalten die Bedürfnisse nach Kompetenz und Zuverlässigkeit sind.

In einem auf einen solchen eher gewissenhaften Verhaltensstil abgestimmten Gespräch mit der direkten Führungskraft, offenbart die Mitarbeiterin dann in der Tat ein sehr hohes Anspruchsdenken an die eigene und die Arbeit anderer. Gleichzeitig spricht sie über ihre Angst, Fehler zu begehen und deshalb Dinge mehrmals zu prüfen und aus diesen Gründen auch die Arbeiter anderer immer zu hinterfragen. Sie möchte am liebsten alles perfekt machen.

Die Führungskraft agiert daraufhin mit einer Doppelstrategie: Sie erkennt den hohen Anspruch und den Willen nach Qualität und Fehlerfreiheit an und hebt ihn hervor, gerade in Bezug auf geltende SOPs (Standard Operating Procedures). Gleichzeitig macht sie deutlich, dass die Art und Weise der Ansprache von Fehlern und Ungenauigkeiten mit entsprechendem Feingefühl erfolgen muss, damit andere sie annehmen können. Außerdem verdeutlicht sie noch einmal ihre Werte, Ansprüche und Standards in Bezug auf einige von der Mitarbeiterin angesprochene Punkte, damit sie sich mit ihrem gewissenhaften Verhaltensstil an diesen als geltende Normen ausrichten kann und nicht ihr Perfektionsstreben nach gefühlten 120 % als Maßstab für gute Arbeit anlegt. Des Weiteren bringt sie die Mitarbeiterin in die Reflexion, welches Verhalten von ihr im Umgang mit dem Team förderlich und welches hinderlich ist und wie sie bestimmte Thematiken anders kommunizieren könnte.

Auch vor dem Team geht die Führungskraft noch einmal auf die Standards und den Qualitätsanspruch der betroffenen Kollegin ein, den sie hier neben den geltenden SOPs gelebt sehen möchte. Die Führungskraft macht deutlich, dass konstruktive Rückmeldungen und Kritik aus allen Richtungen ein wichtiger Teil einer offenen Fehlerkultur sind, bei der es immer um die Sache und nicht um die Person geht.

Die DISC-Analyse hilft Führungskräften: Sie lernen, ein Gespür für ihre Mitarbeitenden zu entwickeln. Natürlich ist zu erwarten, dass alle auf Station im Grunde auch alles können und lernen werden, was zu dem Job gehört. Allerdings setzt eine gute Stationsleitung ihre Mitarbeitenden insbesondere dort ein, wo sie sich wohl fühlen, ihre Stärken haben und deshalb gut arbeiten und ihre Vorlieben ausleben können. Außerdem hat sie im Blick, dass manche Mitarbeitende für das Erlernen bestimmter Aufgaben länger brauchen werden als andere, da sie eben nicht in ihr Metier fallen. Manche scheinen für bestimmte Arbeiten wie gemacht und blühen regelrecht auf, für andere sind diese mühsam, kräftezehrend und wenig motivierend. Da jedoch in Zeiten von Personalmangel auch Menschen Tätigkeiten erledi-

> gen müssen, die ihnen eventuell nicht liegen, ist gute Führung noch wichtiger: Als Stationsleitung geben Sie Ihren Mitarbeitenden die Führung, die sie brauchen, um sich auch in schwierigen Situationen wohl zu fühlen bzw. besser mit diesen umgehen zu können und im Anschluss eine Aufgabe zu erhalten, die ihr Verhaltensprofil eher bedient.

5.7 Sind Chef*innen immer dominant?

Wir kennen das Vorurteil: Der/die Chef*in ist Chef*in geworden, weil er/sie so dominant ist. Das heißt durchsetzungsstark, leistungsorientiert und zielbewusst. Nur, wer sich so verhält, werde auch erfolgreich sein als Führungskraft. Das war schon zu allen Zeiten so.

Werfen wir einmal einen differenzierten Blick auf diese Aussage: Wenn wir uns hierarchische Strukturen anschauen, finden wir tatsächlich häufiger dominante Menschen in Führungspositionen.

Aufgrund ihres Verhaltensprofils werden dominante Menschen in der Gesellschaft, in Unternehmen und Kliniken gerne nach oben in Führungspositionen gespült. Das liegt in erster Linie daran, dass diese Menschen gute Strategen sind, keine Probleme haben, andere beim Aufstieg zur Seite zu drücken, unangenehme Entscheidungen zu treffen und dabei stets sich und die eigenen Ziele im Blick haben. Dennoch können wir auf allen hierarchischen Ebenen eines Unternehmens jedes Verhaltensprofil wiederfinden. Die Erfahrung lehrt jedoch, dass bestimmte Berufsfelder bestimmte Verhaltensprofile anzuziehen scheinen. Es wäre aber ein fataler Fehler zu sagen, alle Menschen in Führungspositionen müssten dominant sein, auch wenn bisweilen bewusst oder unbewusst eine dominante Persönlichkeit für Führungspositionen ausgewählt wird, weil sie diesen Erwartungen eher entspricht. Von solchen Entscheidungen profitieren dabei Männer noch immer stärker als Frauen, da dominante

Verhaltensweisen im Einklang mit den gesellschaftlichen Zuschreibungen von Männlichkeit stehen. Somit sind sie vereinbar mit den Erwartungshaltungen, die gesellschaftlich an Männer gestellt werden, obwohl es natürlich auch unter Frauen ebenso dominante wie weniger dominante Verhaltensprofile gibt, die allesamt nicht weniger leisten und genauso gut geeignet bzw. vorbereitet für Führungspositionen sind wie ihre männlichen Mitbewerber. Deshalb: Keine falsche Scheu und Bescheidenheit in Bezug auf Ihre Leistungen und Ihr Vermögen, die angestrebte Position ausfüllen zu können! Ein solches subjektives Empfinden könnte so eher zu einem zurückhaltenden Verhalten führen, das Ihr Bewerberprofil verwässert und vielleicht auch Ihren, ggf. dominanten, Verhaltensstil weniger deutlich zu Tage treten lässt, wodurch sie wiederum weniger gut in Erinnerung bleiben.

Grundsätzlich: Das Verhalten eines Menschen ist eine brisante und spannende Mischung. Es entsteht aus Genetik, sozialer Prägung und dem, was bis zu diesem Tag gelernt wurde. Auch wenn jeder Mensch Grundstrukturen besitzt, in denen er sich wohl und sicher fühlt, können sich Profile ändern und anpassen, da Lern- und Anpassungsprozesse ein Leben lang stattfinden.

Wichtig ist hierbei: Ein Mensch ist nicht sein Verhalten – er steuert es! Menschen werden immer wieder aufs Neue geprägt von neuen Lernerfolgen, Schicksalsschlägen, Traumata und Glücksgefühlen – deshalb verändern sie sich auch im nach außen gespiegelten Verhalten. Prägende Lebenseinschnitte können Verhaltensprofile verändern bzw. Prioritäten und Bedürfnisse verschieben. Ansonsten sind solche Profile allerdings über lange Zeit stabil. An sich zu arbeiten, ist harte Arbeit. Veränderungen kosten genauso Zeit wie Geduld – und manchmal auch Nerven.

Auch wenn bei einem einzelnen Menschen unmöglich bestimmt werden kann, ob nun seine Gene oder seine Sozialisation sein Verhalten geprägt haben, eines ist sicher: Sterne und Sternzeichen sind es auf keinen Fall, die einen Einfluss auf unsere Persönlichkeit haben. Affinität zur Astrologie ist eine höchst persönliche und private Angelegenheit. Aus psychologischer Sicht haben Sterne und Sternzeichen keinen nachweisbaren Einfluss auf die Persönlichkeit. Hier ist es eher die sich selbst erfüllende Prophezeiung: Jemand, der an das glaubt, was er oder sie liest oder hört, wird das eigene Verhalten unterbewusst in diese Richtung lenken.

6 (Gesprächs-)Führung mit DISC

6.1 Wie entstehen Erfolg und Motivation?

»Wenn wir alle gleich behandeln, werden wir keinem gerecht.«
(Frei nach Felix Frankfurter, 1939 bis 1962 Richter am Obersten Gerichtshof der Vereinigten Staaten)

Um zu verstehen, warum Erfolg und Veranlagung oftmals Hand in Hand gehen, helfen Beispiele aus dem Tierreich: Vor Ihnen sitzen ein Eichhörnchen, ein Adler, ein Fisch und ein Maulwurf. Die Aufgabe: Auf die Spitze eines Baumes zu klettern! Was passiert? Genau: Der Adler fliegt, ist also nicht geklettert, aber dennoch am Ziel. Der Fisch und der Maulwurf versagen, da sie von Natur aus nicht klettern können. Nur das Eichhörnchen erledigt die gesetzten Aufgaben zur vollen Zufriedenheit. Die nächste Aufgabe: Alle schwimmen durch einen großen See. Diesmal schafft es nur der Fisch, alle anderen bleiben auf der Strecke oder ertrinken.

So trivial diese Beispiele klingen, so einfach lassen sie sich in die Realität und den Arbeitsalltag einbringen: Jemand mit einem stark ausgeprägten *I-Stil* verzweifelt eher an Excel-Tabellen und der damit verbundenen Detailarbeit. Jemand mit einer hohen Stetigkeit dreht durch, wenn er oder sie jeden Tag den Arbeitsplatz wechseln muss. Hat jemand ein *hohes D*, wird er bzw. sie unglücklich, wenn man nichts verändern kann, und ein *hohes G* leidet Qualen, wenn er oder sie täglich keinen Raum bekommt, die eigenen Ansprüche an Qualität zu leben, um sich beispielsweise für eine Top-Pflege am Menschen einzusetzen.

Also obliegt es der Führungskraft, Mitarbeitenden das zu geben, was sie brauchen, um am effektivsten arbeiten und agieren zu können. Für den Führungsansatz bedeutet das

- **in Zusammenarbeit mit einem D-Stil:**
  Klären der Verantwortlichkeiten. Grenzen müssen klar definiert werden, die möglichst nicht überschritten werden sollten. Gleichzeitig müssen Herausforderungen vorhanden sein. Man führt verstärkt über *Ziele und Ergebnisse*.
- **in Zusammenarbeit mit einem I-Stil:**
  Klären der Emotionen. Darauf achten, dass I emotional nicht abgehängt wird. Eine gute emotionale Basis von Begeisterung und Zusammenarbeit führt zu Höchstleistungen. Man führt vorrangig über *neue Ideen und interessante Möglichkeiten*.
- **in Zusammenarbeit mit einem S-Stil:**
  Klären der Beziehungen. Persönliche Wertschätzung darf nicht zu kurz kommen, genauso wie Stabilität und Harmonie, ansonsten leidet die Leistungsfähigkeit. Man führt insbesondere über *Sicherheit und wiederholbare Aufgaben*.
- **in Zusammenarbeit mit einem C-Stil:**
  Die zeitlichen Rahmenbedingungen und die Wichtigkeit der Aufgaben müssen definiert werden, sonst besteht die Gefahr der Fokussierung auf Unwichtiges. Man führt sehr stark über *Qualitätsanspruch und Exzellenz*.

Fordert der Arbeitsplatz ein Verhalten ein, das sehr stark von den Prioritäten und Bedürfnissen im Rahmen des eigenen Verhaltensstils abweicht, kostet es besonders viel Energie, das eigene Verhalten auf die verschiedenen Verhaltensanforderungen anzupassen. Wenn diese Kosten sehr hoch sind, kann es schwierig werden, die Energie wieder aufzufüllen, die der Berufsalltag fordert. Andererseits erlaubt es der Arbeitsplatz bei einer guten Eignung für diesen, den natürlichen Verhaltensstil zur Erfüllung der täglichen Arbeit zu nutzen. Als Ergebnis verbrauchen Menschen weniger Energie, um sich an die verschiedenen Rollenanforderungen anzupassen und mehr Energie kann in die Leistungsziele der Rolle fließen. Dann wird wahrscheinlich mehr Zeit im Zustand des »Flow« verwendet, der Energie zurückführt und die Leistung erhält, denn:

Wer motiviert ist, ist im Fluss und blüht auf. Stressfaktoren dagegen rauben Kraft und Energie.

Menschen mit einem ausgeprägten *D-Stil* blühen in Situationen auf, in denen sie Verantwortung übernehmen können, um Großes zu erreichen. Wahrscheinlich arbeiten sie am liebsten in sehr dynamischen Umgebungen und sind bereit, sich hundertprozentig für die gewünschten Ergebnisse einzusetzen. Dafür benötigen sie aber auch einen gewissen Handlungsspielraum, der es ihnen ermöglicht, Herausforderungen zu meistern und dadurch Prestige und Autorität zu erlangen.

Da sie sich mit Leidenschaft auf das Erreichen ihrer Ziele konzentrieren, fühlen sie sich gestresst, wenn ihre Autorität infrage gestellt wird oder sie keine Kontrolle mehr über den Erfolg haben. Auf Zeitverschwendungen durch andere reagieren sie leicht verärgert. Verlangsamtes Tempo, zu wenig Unabhängigkeit oder Autonomie, die Rücksichtnahme auf die emotionalen Belange anderer und die Zusammenarbeit mit weniger kompetenten Menschen stressen sie genauso wie das Ausführen von Tätigkeiten, die von ihnen nicht als anspruchsvoll erlebt werden.

Menschen mit einem *ausgeprägten I-Stil* finden unterschiedliche Aspekte der Arbeit motivierend und benötigen immer wieder Abwechslung und die Möglichkeit, sich ausdrücken zu können sowie Aufmerksamkeit und Anerkennung für Talente und Fähigkeiten. Sie arbeiten gern und leidenschaftlich mit anderen zusammen und verfolgen gemeinsame Ziele. In einer energiegeladenen Umgebung, in der sie sich mit ihrer ganzen Begeisterungsfähigkeit einbringen können, sind sie kaum zu bremsen. Sie lieben es, neue lebhafte und charismatische Menschen kennenzulernen und sprudeln über vor Ideen, wenn sie sich frei entfalten können.

Gestresst fühlen sie sich, wenn die Arbeit zu sehr von Alltäglichkeiten und Routinen geprägt ist. Sie mögen es nicht, anderen unangenehmes Feedback zu geben oder lange Zeit isoliert arbeiten zu müssen oder stetig und konzentriert auf langfristige Ziele hinzuarbeiten. Detaillierte Analysen, die von ihnen verlangt werden, bringen sie genauso an den Rand des Nervenzusammenbruchs wie eine Umgebung, in der sie keine Aufmerksamkeit, Anerkennung oder Begeisterung erreichen können.

Wer einen *ausgeprägten S-Stil* hat, findet wahrscheinlich Freude daran, anderen mit Unterstützung und eigenen Ressourcen zur Verfügung zu stehen, damit diese möglichst gute Arbeit leisten können. Eine harmonische Umgebung, in der Mitgefühl offen gezeigt wird, ist ihnen sehr wichtig. Sie haben Freude daran, zu einer ruhigen und stabilen Atmosphäre beizutragen und mit Menschen zusammenzuarbeiten, die ehrlich an ihnen interessiert sind. Sie lieben es, sich mit mitfühlenden und akzeptierenden Menschen zu umgeben. Für ihre systematisch erzielten Ergebnisse benötigen sie allerdings auch Zeit zu planen und klare Aufgabenstellungen.

Gestresst fühlen sich diese Menschen, wenn sie in ein wettbewerbsorientiertes und somit für sie riskantes Umfeld gelangen. Aufgaben mit unklaren Vorgaben strengen sie genauso an wie die Zusammenarbeit mit aggressiven und konfrontativen Menschen. Unter Druck zu Entscheidungen gezwungen zu werden, ist ihnen genauso ein Graus, wie in einer chaotischen, unstrukturierten Umgebung arbeiten zu müssen, die auch noch konfliktbehaftet ist.

Wer einen *ausgeprägten C-Stil* hat, arbeitet wahrscheinlich am liebsten in einer stabilen Umgebung, in der Logik und Qualität anerkannt und geschätzt werden. Sie wünschen sich eine unabhängige, selbstständige Arbeitsweise, die ihnen Raum lässt für einen analytischen Umgang mit den zu lösenden Problemen. Effiziente Systeme, Genauigkeit und Qualität sorgen für eine entsprechende Motivation; klare Standards, Normen und Vorgaben ermöglichen es ihnen, gute Analysen und Ergebnisse zu liefern. Auch helfen sie gerne dabei, solche Standards zu entwickeln, benötigen aber ein geschütztes Umfeld, das ihnen Ruhe zur Sorgfalt gibt, und jemanden, der den Überblick behält, wenn sie sich in ihren Aufgaben am liebsten vergraben.

Da diese Zeitgenoss*innen hohe Ansprüche an sich selbst haben, fühlen sie sich sehr gestresst, sobald sie befürchten, diesen Anforderungen nicht gerecht zu werden oder gewachsen zu sein. Unvorhersehbare Aufgaben oder unklare Regeln und Strukturen sind für sie ein Albtraum. Auch die Angst, unvorbereitet zu sein, Unrecht zu haben oder nicht genug Zeit für Analysen zu bekommen, stresst sie zusätzlich. Wenig Zeit zum Alleinsein bzw. die Gesellschaft emotionaler oder sprunghafter Zeitgenoss*innen machen Menschen mit hohem C auf Dauer ebenfalls unglücklich.

> Je höher die Schnittmenge von Stärken im Profil und der passenden Lebens- und/oder Arbeitssituation, desto größer ist der Erfolg. Deshalb sollte eine Führungskraft erkennen, dass ihre Mitarbeitenden in einer unglücklichen oder unpassenden Position auf Dauer eingehen werden wie die berühmte Primel. Wird die Pflanze jedoch herausgenommen und in einem anderen Bereich mit einer anderen Aufgabe verpflanzt, blüht sie auf. Oftmals entsteht mangelnde Leistung nicht einfach aufgrund von Unvermögen: Manchmal passen Aufgaben, Verhaltensprofile und Vorlieben einfach nicht zueinander. Wer den Luxus hat, sollte die Mitarbeitenden dort einsetzen, wo sie sich wohl fühlen. Wenn diese Option nicht umsetzbar ist, sollte die Leitungskraft sie so fördern, dass sie die Aufgabe meistern können – dann mit entsprechender Unterstützung und Verständnis für die Herausforderung, die mit diesem Lernprozess für einen entsprechenden Verhaltensstil einhergeht.

Erkenne Dich selbst

Nur wer sich selbst gut kennt, wird auch einen Weg zu anderen Menschen und Persönlichkeiten finden. Der metaphorische *Blick in den Spiegel* kann dabei sehr hilfreich sein. Jede*r sollte die eigenen Werte, Prioritäten, Bedürfnisse und Ziele kennen. Erst dann kann man sich darauf einlassen, andere zu erkennen, zu lesen, zu analysieren und zu verstehen. Denn der Weg zum anderen geht immer über einen selbst. Erst wenn ich weiß, warum ich mit bestimmten Menschen immer wieder Probleme habe und mit anderen wiederum gut klarkomme, also meine eigenen Anteile am Erfolg und Misserfolg in der zwischenmenschlichen Kommunikation und im Miteinander reflektiert habe, kann ich meinen Blick auf andere werfen und versuchen, sie besser zu verstehen. Ein eigenes Verhaltensprofil kann dabei einen großen Beitrag leisten. Verfügt man selbst eher über einen D-, I-, S- oder C-Stil? Oder eine Zwischen- bzw. Mischform? Je mehr man sich kennt, desto einfacher wird es, sich und sein Umfeld einzuschätzen und so zu begleiten, dass jede*r die Führung und die Ansprache bekommt, die er oder sie benötigt.

6.2 Das gut durchmischte Team

Die Kenntnis darüber, wie Menschen *ticken*, mag dazu verführen, sich mit jenen Menschen zu umgeben, die einem auf Basis des Verhaltensstils selbst als besonders angenehm gelten. In der Regel sind das dann einem selbst sehr ähnliche Stile. Das allerdings ist ein Führungsfehler, denn jeder DISC-Verhaltensstil kann zum Gelingen eines Unternehmens oder einer Aufgabe seinen Anteil, seine positive Energie und Impulse einbringen. Ein Team aus lauter D-Stilen ist genauso wenig effizient, wie eine geballte Ladung I's oder S's. Wichtig ist bei einer hohen Durchmischung der unterschiedlichsten Verhaltensprofile nur, eine gute Kommunikation sicherzustellen und die Kommunikationsstrategie anzupassen, damit sich jede*r angesprochen und mitgenommen fühlt.

Muss ein bereits bestehendes Team erweitert werden, ergibt es sehr viel Sinn, beim Einstellungsgespräch bereits zu prüfen, um was für einen Typ es sich bei dem oder der Bewerber*in handelt, weit über die Sach- und Profilebene hinaus. Gerade dann, wenn man neue Leute integriert, ist es hilfreich, nach dem DISC-System eine erste Einschätzung vorzunehmen bzw. im Gespräch zentrale Verhaltensweisen zu erkennen oder offenzulegen. Muss ein hochdominanter Mensch her, der etwas gern selbst in die Hand nimmt? Wäre ein Mensch gut fürs Team und die Ausgabe, der begeistert und viele neue Ideen mitbringt? Oder braucht das Team gerade jetzt einen sehr genauen Menschen, der den Überblick behält und sich wenig von Emotionen leiten lässt? Eine Führungskraft, die sich vorher darüber im Klaren ist, welche Kandidat*innen ihrem Team, ihrer Station, ihrer Abteilung guttun, hat später mehr Freude an den neuen Mitarbeitenden. Wer beispielsweise aus drei Top-Bewerber*innen wählen kann, ist gut beraten, jemanden zu wählen, der oder die auch vom Verhaltensprofil am besten passt. Zu häufig zerschießt eine schlechte Personalauswahl das stabile und funktionierende Gefüge eines unter Druck stehenden Teams durch die falsche Prämisse, ein*e einzige*n Bewerber*in nur aufgrund des hohen Bedarfs und mangelnder Auswahl nehmen zu müssen, obwohl er oder sie bereits bei einer ersten differenzierter Betrachtung durch die DISC-Brille gar nicht in das Team passt.

Wenn es Arbeitgeber*innen erlauben und finanzieren, ist es möglich, online ein solches Profil erstellen zu lassen. Für manche Arbeitssuchende ist es sehr reizvoll, zu erfahren, wie sie *ticken*, denn Selbsterkenntnis ist für alle Seiten bereichernd und ein Benefit. Wichtig ist allerdings immer eine transparente Kommunikation; heimlich oder ohne Absprache ist es unseriös, solche Tests einzufordern. Zwar investiert man vorab in den oder die neue*n Mitarbeitende*n, kauft aber auch nicht die *Katze im Sack.* Der potenzielle Arbeitgeber erfährt, wie der oder die Bewerber*in tickt. Diese*r wiederum erfährt und lernt im Bewerbungsverfahren sehr viel über sich selbst. Auch für die langfristige Karriereplanung ist diese Art der Information ein wertvoller Schatz. Und selbst, wenn die Wahl nicht auf jene*n Bewerber*in fallen sollte, so hat er oder sie am Ende ein umfassendes Profil, um es eventuell in nachfolgende Gespräche mitzunehmen. Gleichzeitig verankert sich im Kopf der getesteten Person: »Wow, die geben sich wirklich Mühe, ihre potenziellen Mitarbeitenden kennenzulernen und investieren sogar vorab in sie. Die stecken viele Ressourcen in ihre Mitarbeiterentwicklung.« Dies fördert den eigenen Ruf in der Klinik und erhöht die Chance, dass eine Bewerbungsempfehlung an andere weitergegeben wird.

Die gleiche Vorgehensweise gilt auch, bei der Zusammenstellung von, Projektteams, die nur temporär gemeinsam arbeiten werden. *Vier D's* beispielsweise würden für eine laute, wetteifernde Stimmung sorgen, wären aber nicht zielführend auf das Projekt ausgerichtet, sondern nur auf die Konkurrenzsituation. Treffen *vier S-Stile* aufeinander, werden die gewünschten Änderungen wohl nicht im gewünschten Ausmaß stattfinden, aber der Sozialraum wäre hinterher sehr gemütlich eingerichtet. Dies ist natürlich eine überspitzte Darstellung. Wer ein Team neu zusammenstellen muss, sollte mithilfe der Verhaltensanalyse schauen, wie die eigenen Leute aufgestellt sind, und Mitarbeitende finden, die die unterschiedlichen Aufgaben des Teams breit abdecken und für eine gute Mischung sorgen.

6.3 Wer sind eigentlich die anderen? – Andere Menschen richtig einschätzen

Um sich ein Bild von den Menschen zu machen, mit denen wir uns umgeben, bleiben uns zunächst einmal nur Gespräche und die Verhaltensbeobachtung. Zumeist haben wir uns, bewusst und unbewusst, bereits ein Urteil über andere gebildet. Entsprechende Zuschreibungen und Kategorisierungen werden in unserem Alltag ganz natürlich und schnell vorgenommen, da unser Gehirn zu jedem Zeitpunkt versucht, die Komplexität unseres Umfeldes für uns zu reduzieren, um Energie und Arbeitsaufwand zu sparen. Diese Vorgehensweise ist aber nicht frei von Beurteilungsfehlern. Bisweilen werden unsere Urteile verkürzt oder gar verfälscht, etwa durch Vorurteile, Emotionen und auch negative wie positive Erfahrungen. Niemand kann sich davon freisprechen.

Es mag Kraft und Energie kosten, das festgeschriebene Bild einer Person zu revidieren, der man bereits einen bestimmten Stempel aufgedrückt hat. Dennoch lohnt sich meist ein zweiter Blick auf das Verhalten eines Gegenübers, insbesondere, wenn die Zusammenarbeit als holprig und eher konfliktbehaftet erlebt wird. Bisweilen sind andere auch »schwierig«, weil man selbst schwierig ist, und eine gute Analyse kann manchmal sogar den Zeitpunkt ermitteln, ab wann eine Beziehung »schwierig« wurde. Genauso spannend kann es sein, neue Mitarbeitende gleich von Beginn an genauer in den Blick zu nehmen und ihren Verhaltensstil einzugrenzen, um sie von Anfang an entsprechend zu führen und einzusetzen.

Das DISC-Modell gibt uns die Möglichkeit, einen Schritt von unseren bisher getroffenen Einschätzungen zurückzutreten und das Gegenüber sowie die Arbeitsbeziehung mit einer neuen Brille zu begutachten, deren Kategorien auf einem psychologisch basierten Fundament stehen, abseits unserer bisherigen subjektiven Werturteile. Wir lernen, Menschen noch einmal neu und mit anderen Augen zu sehen. Das ist eine gute Möglichkeit, zwischenmenschliche Beziehungen auf eine neue Ebene zu stellen und Menschen mehr wertzuschätzen, gerade weil sie anders sind. Es werden neue Potenziale freigesetzt, wenn eine Führungskraft noch einmal neugierig und mit frischem Blick auf andere zugeht und sie durch die »DISC-Brille« frisch bewertet. In Anlehnung an Dale Carnegie und sein Buch »Wie man Freunde gewinnt« könnte man es auch so formulieren: Interessiere dich zwei Monate für andere und du gewinnst mehr Freunde als andere in zwei Jahren.

Dafür bedarf es zunächst auch keines Testverfahrens, sondern lediglich des Spaßes und des Interesses für andere Menschen. Dazu gehört es auch, die Möglichkeiten der Verhaltensbeobachtung zu nutzen. Folgende Vorgehensweise kann sich dabei als hilfreich erweisen:

1. Verhaltensweisen des Gegenübers nur beschreiben (frei von Wertung und Zuschreibung!).
2. Verhaltensweisen zu den vier Verhaltensdimensionen im DISC-Kreis zuordnen. Nutzen Sie dabei die Achsen: Geht jemand eher auf Kontrolle, Aktion und Veränderung im Norden oder eher auf Anpassen, Reaktion und Stabilität im Süden? Ist jemand eher sachlich, distanziert und skeptisch im Westen oder eher emotional, verbündend und akzeptierend im Osten des Kreises unterwegs?
3. Beobachtungen zusammenfassen.
4. Eine vorläufige These über die stärkste Ausprägung des Verhaltensstils des Gegenübers treffen.
5. Weitere Verhaltensweisen beobachten und schauen, inwiefern sich die These bestätigt.
6. Nach einiger Zeit die These verfeinern, in ein vorläufiges Urteil überführen und offen bleiben für dem zugeschriebenen Verhaltensstil untypische Verhaltensweisen.
7. Ggf. weitere Werkzeuge heranziehen, um das Urteil zu überprüfen.

Trotz allem ist DISC natürlich kein Allheilmittel. Es gilt, bei aller Diagnostik, immer auch noch das Bauchgefühl und den gesunden Menschenverstand bei Entscheidungen zu berücksichtigen. Wer aber beobachtet, sich für andere interessiert, Fragen stellt und sich mit dem Gegenüber bewusst auseinandersetzt, erfährt schon sehr viel über seine Mitmenschen und deren Bedürfnisse und Prioritäten. Eine Führungskraft ist mitverantwortlich für die Entwicklung jedes einzelnen Teammitglieds. Nutzt er oder sie das volle Potenzial? Schafft die Führungskraft die Arbeitsatmosphäre, die eine gute Entwicklung ermöglicht? Kann ein gegenseitiges Verhalten reflektiert, ausgerichtet und eventuell korrigiert werden?

> Trotz aller Erkenntnisse, die Sie über sich und andere mithilfe von DISC gewinnen können – sei es über ein adäquates Verhaltensprofil oder über Ihre Beobachtungen: Vermeiden Sie es, voreilige Schlüsse zu ziehen und in ein Schubladendenken zu verfallen, bei dem sie andere abschreiben. Natürlich ist es menschlich, jemanden zu beurteilen und dafür auch Kategorien zu nutzen, mit denen wir versuchen, uns selbst zu entlasten. Auch DISC ist ein solches System und, wenn auch ein Stück weit objektiver und verlässlicher, nicht das Maß aller Dinge. Menschen sind sehr vielschichtig und facettenreich und in der Lage, sich zu entwickeln. Jemanden in eine Schublade zu stecken und diese dann zu schließen, sodass diese Person keine Chance mehr hat, dort herauszukommen bzw. sich zu entwickeln, ist der falsche Weg. Es ist ein Fehler, Kategorien absolut zu setzen und sich hinter ihnen zu verstecken, denn es gibt immer mehr als nur weiß und schwarz. Umgekehrt ist es genauso ein Fehler, sich hinter dem eigenen Profil zu verstecken. »Ich bin halt so«, »Ich kann nicht anders«, »Ich war schon immer so« sind nicht mehr als faule Ausreden.

6.4 Verhaltensbeobachtungen – woran erkenne ich welchen Stil?

Der persönliche Verhaltensstil ist nicht durch eine soziale Rolle begrenzt; nach welchem Stil sich jemand verhält, zieht sich durch alle Alltagssituationen. Auch deshalb sind die verschiedenen DISC-Stile in allen Alltagssituationen gut zu erkennen und zu unterscheiden, wenn man sich etwas Zeit nimmt.

6.4.1 Sprache

Bereits am Sprachduktus, also der Art, wie jemand mit anderen spricht, kann man die vier Verhaltensstile deutlich erkennen: Der *D-Stil* kommuniziert gern kurz, knapp, schnell und präzise, manchmal so klar, sachlich und unverblümt, dass seine Worte auf andere bisweilen angreifend oder verletzend wirken können, besonders bei Kritik. Manche hören dabei einen Kommandier- bzw. Befehlston heraus. Er oder sie ist dabei vor allem auf die eigenen Belange und Ziele konzentriert und häufig in Eile und auf dem Sprung.

Der *initiative Stil* zeichnet sich dagegen durch einen sehr gestenreichen Duktus aus, dessen Lebendigkeit und Emotionalität sich auch in der Mimik widerspiegelt. I-Stile suchen dabei beständig nach der Resonanz der Zuhörenden, wollen verstanden werden, unterstreichen Gesagtes mit Händen und Füßen und illustrieren Ansprachen mit eigenen Erlebnissen. Ihre Stimmung wird schnell in der Tonlage deutlich und ihr hoher Redeanteil zieht die Aufmerksamkeit immer wieder auf sie. Sie können dadurch sehr einnehmend wirken, wenn sie ohne Punkt und Komma mühelos zwischen Themen hin- und herspringen, auch wenn sie dabei manchmal oberflächlich und verallgemeinernd bleiben.

Der *stetige Stil* spricht im Gegensatz dazu überlegter, langsamer, bewusster und gesetzter. Häufig stellt er auf Gesagtes von anderen viele Fragen, um sich zu versichern, dass er alle Hintergründe richtig verstanden hat, bzw. sich bei eigenen Ausführungen immer wieder nach dem Befinden der anderen und deren Perspektive auf die Dinge zu erkundigen, statt die Aufmerksamkeit auf sich zu ziehen. Dabei bleibt er eher auf konkrete Themen bezogen, die er tiefschürfend erörtern und begreifen möchte.

Ein Mensch, der die Züge eines *gewissenhaften Stils* trägt, stellt häufig Sachfragen, um Hintergründe zu erkennen und zu analysieren, ist tendenziell aber eher ein stiller Beobachter und stets sparsam mit persönlichen Reaktionen oder Emotionsbekundungen. Auch die Mimik verbleibt mehr neutral und sachlich, die Gestik zurückhaltend. Wenn er allerdings ins Reden kommt, sind seine Ausführungen sehr detailliert, sodass es jemandem ohne entsprechendes Know-how schwerfallen kann zu folgen.

6.4.2 Informationsaufnahme

Auch die Art und Weise der Informationsaufnahme ist beeinflusst vom Verhaltensstil. Wer mit einem *ausgeprägten D* arbeitet, kennt vielleicht das Phänomen der selektiven Aufmerksamkeit: Er oder sie hört und registriert nicht alles, was gesagt wird, bzw. eher das, was mit den eigenen Zielen zu tun hat. Deshalb ist es im Umgang mit Dominanten wichtig, am Ende alle entscheidenden Punkte kurz zusammenzufassen und sich dabei auf das Wesentliche zu konzentrieren.

Initiative Menschen kommunizieren gern und viel und reden lieber, als zuzuhören. Ihre Aufmerksamkeitsspanne ist auch eher kurz. Endlos-Meetings und Besprechungen sind ihnen ein Graus. Es hilft ihnen daher, Informationen visuell aufbereitet zu erhalten statt in trockenem Text. Details rutschen ihnen ohnehin eher durch ihr Netz, sie bevorzugen das »Big Picture«.

Stetige Menschen dagegen hören sehr gern gut und aktiv zu, ihr Geduldsfaden ist dabei äußerst belastbar. Um alles nachvollziehen zu können, möchten sie sich dahingehend auch immer wieder absichern. Auf andere kann das bisweilen unsicher und langsam wirken. Aber hier darf man sich nicht täuschen lassen: Eine hohe Stetigkeit möchte niemanden enttäuschen und legt deshalb Wert darauf, dass andere ihnen Dinge systematisch erklären. Ihnen helfen dabei Ablaufpläne, Checklisten und Vorgehensweisen wie eine nummerierte Sortierung oder ein genauer Ablaufplan.

Gewissenhafte Menschen können auf andere bisweilen skeptisch und kritisch in der Aufnahme wirken, da sie Informationen eher zögerlich, aber dafür besonders gründlich verarbeiten. Sie brauchen dementsprechend viele Zahlen, Daten, Fakten und Details und stellen gerne kritische Nachfragen, auch um das Gegenüber zu testen. Sobald sie erkennen, dass ihr Gegenüber kompetent und gut vorbereitet ist, wird die Zusammenarbeit mit ihnen entspannter.

6.4.3 Schreibstil

Ebenfalls interessant zu beobachten ist auch der Schreibstil, also wie eine Person Notizen anfertigt und Mitschriften strukturiert (bitte nicht verwechseln mit der Handschrift einer Person; ein Zusammenhang zwischen Handschrift und Charaktermerkmalen lässt sich wissenschaftlich mehrheitlich nicht belegen).

Ein *hohes D* schreibt beispielsweise nur wenige große Worte, Fakten, Ziele und Aussagen oder Schlagwörter auf ein Blatt, und ist dabei kurz und bündig. Es kann unter Umständen auch ein Faible für Memos oder das Diktat entwickeln. Nicht immer sind die Notizen vollständig – was auch manchmal zum Nachteil gereichen kann.

Ein I ist wesentlich kreativer in der Gestaltung. Es hat die Tendenz zur Visualisierung, malt zusätzlich Wolken, Icons und Kringel aufs Blatt, notiert eher assoziativ statt einer logischen Struktur folgend, zieht Verbindungen und Verknüpfungen wie bei einem Brainstorming.

Das S hingegen schreibt sehr ausführlich auf der ganzen Seite und hat eine Tendenz zu Halbsätzen oder gar Fließtext mit einer klaren Struktur, von oben nach unten. Es notiert dabei lieber zu viel als zu wenig. Das kann für den einen oder anderen Sachorientierten bisweilen zu viel und zu langwierig und nicht konkret genug sein.

Das G benutzt maximal ein Drittel der Seite, geht also sparsam um mit den Ressourcen, schließlich könnten noch Informationen dazukommen. Dabei folgt die Notizen einer klaren, logischen Struktur, am besten mit eindeutigen Nummerierungen. G's sind dabei so präzise wie möglich und darum bemüht, Irrtümer zu vermeiden.

Auch aus dem Verfassen von E-Mails oder Chats können DISC-Profis Anhaltspunkte für das Profil eines Gegenübers ablesen:

Dominante formulieren kurz und bündig, manchmal auch nur unvollständige Sätze, das »freundliche Grüße«, wird meist automatisiert oder ganz vergessen, sie bevorzugen Memos und ihr Diktiergerät und überfliegen Antworten und Korrespondenzen eher, als dass sie sie gründlich lesen. Deswegen sind bei ihnen klare Betreffzeilen sehr wichtig. Sollen sie erreicht werden, hilft es, E-Mails knapp und deutlich zu formulieren und nie mehr als drei Botschaften in eine Nachricht zu packen. Bisweilen lohnt es sich, hier die Mail des Dominanten zu kopieren und direkt unter seinen Punkten oder Fragen zu antworten.

Initiative bevorzugen den Face-to-Face-Kontakt oder das Telefon und reden lieber, als zu schreiben – wenn es niemand anderes für sie tut. Wenn sie schreiben, verzieren sie E-Mails und Messages gerne mit Emojis und anderen Kunstwerken. Ihnen ist das Kommunizieren ihrer Emotionen und die Bindung zur Person auf der anderen Seite sehr wichtig.

Stetige schreiben lange und ausführliche Mitteilungen, freundlich und wertschätzend – für manche im Norden des DISC-Kreises eine Bleiwüste –, geben dadurch aber exzellente Anweisungen und Beschreibungen. Sie halten sich an bestehende Standards und möchten sich stets absichern. Sie legen auch eher Wert auf die passende Grußformel am Ende – weshalb ihnen eine kurze Ein-Satz-Antwort eines Dominanten sauer aufstoßen könnte.

Gewissenhafte nutzen Fakten und halten sich auch an diese; genauso wie an logische Reihenfolgen. Sie formulieren präzise. Leitungskräfte können beinahe sicher sein, dass es kaum zu Fehlern oder Irrtümern kommt, da die Mail vor dem Versand noch mehrmals gelesen wird. Geht es um die Darstellung von Sachverhalten, kann sich ein G aber auch mal im Kleinkram verlieren und die Mail mit Zusatzinfos und Anhängen überfrachten.

6.4.4 Zeitmanagement

Auch Zeitmanagement hat viel mit dem eigenen Verhaltensprofil zu tun.

Dominante Profile hassen es, Zeit zu verschwenden, vor allem, wenn es ihre eigene ist. Langes Stillsitzen ist ihnen ein Graus. Dauert eine Besprechung zu lange, sind es ihre Füße, die häufig ungeduldig unter dem Tisch wackeln, denn sie möchten so schnell wie möglich in Aktion treten und handeln. Ihre Kalender sind eng getaktet, sie mögen es auch, Druck und eine gewisse Herausforderung zu spüren. Dabei könnten sie Gefahr laufen, die Belastungssituation anderer – oder auch die eigene – auszublenden, wenn sie rastlos von Termin zu Termin eilen, um ihre Ziele zu erreichen – am besten ohne Umwege.

Im Gegensatz dazu ist es *initiativen Profilen* wichtig, Spaß zu haben und gute Stimmung zu verbreiten: Klappt etwas heute nicht? Dann vielleicht einfach nochmal morgen probieren. Dauert etwas länger? Hauptsache, die Zeit wird in guter Gesellschaft und mit guter Laune verbracht. Daher nehmen sie es mit Zeiten auch nicht zu genau und meiden Strukturen, die ihnen ein zu enges zeitliches Korsett anlegen wollen – bisweilen sehr zum Leidwesen ihrer Selbstorganisation. Das kann sich langfristig rächen: Vor wichtigen Deadlines kann dies nämlich zu einer besonders hohen Arbeitsbelastung mit vielen Überstunden und Nachtschichten führen (sogenannte Crunchtime), wenn es darum geht, das Projekt dann unter Druck abschließen zu müssen. Initiative müssen daher tendenziell lernen, die Dinge gleich beim ersten Mal richtig zu machen.

Stetige Profile brauchen dagegen mehr Zeit, um anzulaufen und sich auf eine neue Aufgabe, einen Termin und Prozess einzustellen. Diese Zeit nehmen sie sich auch und lassen sich dabei ungern unter Druck setzen, welcher sie verunsichern oder gar vollständig blockieren kann. Sie bevorzugen ein gleichmäßiges Arbeitstempo, in dem sie ihre Systematik beibehalten können, um bewusst und gründlich zu arbeiten und die Dinge gleich beim ersten Mal richtig zu machen. Diese eher gemäßigte Eigendynamik kann dazu führen, dass sie nicht alle Register ziehen, um ihre Tagesplanung zu straffen und zu optimieren und mehr aus sich herauszuholen. Dies lässt sie bisweilen langsam erscheinen. Hat eine stetige Person aber

Routine in einer Tätigkeit, kann das S durchaus auch für schnell, sauber und sicher stehen.

Gewissenhafte Profile verstehen sich durchaus auf eine gute Abschätzung von Arbeitsaufwand, Zeiteinteilung und Vorabplanung. Ihre analytische Betrachtungsweise hilft ihnen dabei, wobei ihnen das In-Aktion-Kommen schwerfallen könnte. Dadurch kann es passieren, dass sie zwar viele Pläne machen aber nicht dazu kommen, diese auch umzusetzen. Sie brauchen ggf. jemanden, der für sie die Zeit im Blick hat, wenn sie sich in Details verlieren und ihnen Vorgaben an die Hand gibt, nach denen sie sich strukturieren können. Denn der Anspruch eines Gewissenhaften an sich und andere ist sehr hoch. Um diesem gerecht zu werden, kann es manchmal sein, dass sie ihre zeitliche Planung auf dem Altar ihres Perfektionsstrebens opfern. Es geht aus ihrer Sicht immer noch ein bisschen besser.

6.4.5 Arbeitsweisen

Jeder der vier Stile geht immer anders vor, wenn es darum geht, Aufgaben zu bewältigen. Sie unterscheiden sich entsprechend in ihrer Vorgehensweise. Dies lässt sich besonders gut darstellen, wenn man sich anschaut, wie die einzelnen Stile sich durch die jeweiligen Arbeitsschritte manövrieren.

Der Stetige arbeitet sich ganz sauber und systematisch an der vorgegebenen Reihenfolge ab, wenn er eine Methodik an die Hand bekommt. Er ist konstant und zuverlässig – manchmal sogar zum eigenen Schaden. Bisweilen neigt er dadurch auch dazu, einen Prozess in Gänze als gegeben hinzunehmen, ohne ihn kritisch zu hinterfragen. Das kann dazu führen, dass stetige Pflegekräfte unter Umständen sehr lange insuffiziente Prozesse (er-)tragen, die sie viel Kraft, Energie und Ressourcen kosten, weil der Gedanke, den ausgetreten, »sicheren« Pfad zu verlassen, für sie schlimmer erscheint als den Preis, den sie durch die mangelnde Effizienz zahlen und der langfristig viel negativere Konsequenzen haben kann. Hier brauchen Stetige eine Führungskraft, die sie an die Hand nimmt und behutsam, langsam und bewusst an Veränderungen in den Arbeitsabläufen heranführt.

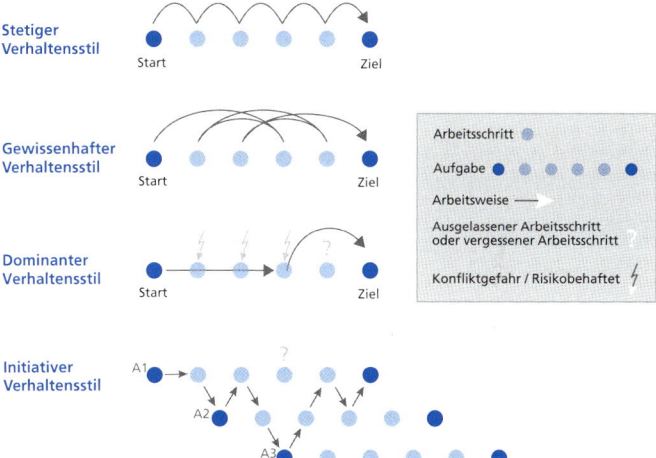

Abb. 5: Arbeitsweisen der vier Verhaltensstile D, I, S und C. Die Punkte stellen dabei Arbeitsschritte innerhalb einer Aufgabe dar, eine Reihe von Punkten entspricht einer Aufgabe/Tätigkeit.

Ganz anders die *Gewissenhaften*: Wie in der Abbildung zu sehen springen sie bisweilen zwischen den Arbeitsschritten vor und zurück. Das liegt daran, dass sie nicht nur einen Ablauf überprüfen und kritisch hinterfragen, sondern auch einen besonders hohen Qualitätsanspruch an ihre Arbeit haben und außerdem gleichzeitig prüfen, ob es nicht noch besser gehen könnte. Für diese Menschen zählt die Suche nach den 120 %, dem effizientesten und besten Weg, der Ressourcen schont und schneller sein kann, auch wenn dabei ggf. Schritte vertauscht oder die Reihenfolge geändert werden müssen. Hier wird der analytische Blick der Gewissenhaften deutlich: Sie möchten einen Sachverhalt in der Tiefe durchdringen. Nur kostet eine solche Analyse eben auch Zeit, die nicht immer gegeben sein kann. In diesem Fall braucht der Gewissenhafte klare Standards und Vorgaben, um sich nicht in den eigenen Ansprüchen zu verlieren.

Der Dominante dagegen fackelt nicht lange: Er schreitet unmittelbar zur Tat und prescht dabei vor. Widerstände, Hindernisse, aber auch gegebenenfalls Hadernde und Zögerliche werden bei den einzelnen Schritten aus dem Weg geräumt bzw. ggf. auch einfach überrannt. Dabei kann es schon einmal passieren, dass Dominante Arbeitsschritte, die nicht so wichtig erscheinen oder nicht gerne gemacht werden, schlichtweg ausgelassen werden. Vor allem, wenn sie in den manchmal langwierigen letzten Metern einer Aufgabe liegen. Dominante arbeiten gerne nach dem Pareto-Prinzip, der 80:20-Regel: Sie geben sich entsprechend gerne mal mit 80 %, dem Notwendigsten, zufrieden und überlassen die letzten Details lieber anderen, da sie darin keine Herausforderung mehr sehen. Wenn es aber darum geht, nachhaltig zu arbeiten und Qualität zu liefern, muss der Dominante lernen, dass es sich gerade hier lohnt, am Ball zu bleiben.

Der Initiative ist ebenso gerne dynamisch beim Beginn einer Aufgabe, aber tendenziell weniger fokussiert. Die einen erkennen dabei lediglich Chaos, andere sehen die dahinter liegende Flexibilität. Denn der Initiative hat am liebsten mehrere Teller auf der Stange, springt dabei ohne Probleme zwischen mehreren Tätigkeiten hin und her; insbesondere, wenn er bei einem Arbeitsschritt nicht schnell vorankommt oder gerade den Spaß daran verliert. Dadurch ist eine Person mit einem hohen I tendenziell immer offener für ein »Hey, hast du mal eben fünf Minuten, ich brauche dich mal eben.« Da für diese Menschen aber auch in jedem Anfang ein Zauber innewohnt, fangen sie besonders gern auch einfach neue Aufgaben an, was später zu Schwierigkeiten führen kann, wenn es darum geht, Termine und Absprachen einzuhalten. Initiative brauchen Führungskräfte, die sie in diesem Fall auf der Bahn halten, durch freundliche Erinnerungen dorthin zurückschieben und vor allem beim Zeitmanagement helfen, indem sie Struktur vorgeben.

Fallbeispiel

Sich über Verhaltensbeobachtung einem Verhaltensprofil anzunähern, ist eine erste gute Möglichkeit als Führungskraft, aktiv Einfluss zu nehmen. Das Verhaltensprofil seiner Kolleg*innen und Mitarbeitenden kennenzulernen, dient dabei als umfassende Maßnahme, die noch großes Potenzial für Führung und Personalentwicklung bietet. Während Teambuildings oder Workshops bei gefestigten Teams mit guter Vertrauensbasis, kann das gegenseitige Offenbaren der unterschiedlichen Verhaltensprofile zu noch mehr Verständnis, Offenheit und Respekt für unterschiedliche Stile und zu einer Verbesserung der Arbeitsbeziehungen, der Stimmung und der Kommunikation führen.

Auch die Führung der Mitarbeitenden anhand ihrer Bedürfnisse und Prioritäten kann zielgerichteter und abgestimmter erfolgen. Ein Beispiel: Ein Mitarbeiter in der Notaufnahme mit einem initiativen Grundstil und einer zusätzlichen Priorität bei Genauigkeit (▶ Abb. 4, rechtes Diagramm), fühlt sich mehrfach in der Woche überlastet und unverstanden. Mit dem Wissen um sein eigenes Profil erlangt er nun genauere Erkenntnisse und wird in der Lage sein, seine eigenen Herausforderungen und Ansprüche mit seiner initiativen Arbeitsweise und seiner Gewissenhaft zielführend zu verknüpfen. Gleichzeitig kann er von der Führungskraft besser da abgeholt werden, wo er steht.

Mit dem Wissen um das Profil des Mitarbeiters kann die Führungskraft hier als empathischer Unterstützer agieren, die das Bedürfnis nach Zusammenarbeit und Optimismus beim Mitarbeiter so bedient, dass dieser sowohl Aufmunterung als auch Entlastung erlebt. Gleichzeitig erhält der Mitarbeiter dadurch Struktur und Prioritäten zur Orientierung, was hilft, sein G »zu bedienen«. Er ist also nicht mehr hin- und hergerissen zwischen dem Anspruch an sich und der akribischen Erfüllung aller Vorgaben und SOPs bei gleichzeitigem Wunsch nach schnellen Erfolgen, flexibler Vorgehensweise und externer Bestätigung.

Die Kenntnis über die bei diesem Mitarbeiter angelegten Prioritäten und dahinterstehenden Bedürfnisse erlaubt eine differenzierte Führung. Denn nur die Empfehlung der Führungskraft an den Mitarbeiter, doch vielleicht weniger genau zu arbeiten, um schneller zu sein, wäre nicht hilfreich und würde die Zerrissenheit und Unzufriedenheit sogar noch befeuern. Er braucht den Raum, seine negativen Emotionen kundzutun und auch mal sein Leid zu klagen. Alternativ könnte diesem Menschen auch eine initiative Person an die Seite gestellt werde, die ihn mitzieht. Es gilt, die Bedürfnisse aufzuarbeiten. Der Satz »Ich kann es nur schwer ertragen, weniger zu arbeiten als ich es gelernt habe bzw. es meine Ansprüche an mich selber erfordern«, kann gemeinsam reflektiert werden, um einen gesünderen Umgang im täglichen Konflikt zwischen Patientenbedürfnissen und Notfallmanagement zu finden.

Eventuell kann dies auch die Erkenntnis bedeuten, dass er in einem anderen Arbeitsbereich glücklicher werden kann, da er dort mit seinem Profil seine Liebe zum Detail und seine genaue Arbeitsweise vollumfänglich erfolgreich einsetzen und seine eigenen Ansprüche ausleben kann.

DISC kann über das Verhaltensprofil helfen, Bedürfnisstrukturen transparenter zu machen und zur Reflexion einzuladen, um darauf aufbauend individuelle Lösungsansätze zu entwickeln. Eine solche unterstützende Leistung im Rahmen der Personalentwicklung macht auch einen attraktiven Arbeitgeber aus.

6.5 Gesprächsführung mit dem DISC-Modell

6.5.1 Wer braucht was in der Kommunikation und Übermittlung von Nachrichten?

Wer seine Kommunikation dem DISC-Verhaltensprofil anpasst, wird schon bald feststellen, dass Gespräche, Absprachen, Veränderungen, Routinen, Briefings etc. besser klappen. Auch wenn es anfangs Mühe macht – es lohnt sich zu wissen, welche*r Mitarbeitende welche Art der Ansprache braucht, um sich wohl und wertgeschätzt zu fühlen.

Der D-Stil – der dominante Typ braucht folgende Kommunikation

- In der Kommunikation muss die Kompetenz des Gegenübers deutlich werden und das D muss seine Kompetenz zeigen können.
- Direkte, kurze und prägnante Fragen und Antworten.
- Ein deutliches WAS bei den Aufgaben (z. B. WAS muss getan werden?).
- Ergebnisse müssen formuliert und betont werden.
- Alternativen und Wahlmöglichkeiten erhöhen die Motivation, das D muss Entscheidungsspielraum haben.
- Je logischer, desto besser.
- Formulierte Ziele und Standpunkte vereinfachen die Kommunikation.
- Kein Smalltalk, nicht unreflektiert drauf losplappern, auf den Punkt formulieren.
- Zügig zum Abschluss kommen.
- Ergebnisse zusammenfassen.

Der I-Stil – der initiative Typ braucht folgende Kommunikation

- Zeit aufwenden, um eine gute Beziehung herzustellen (Anwärmphase durch Smalltalk).
- Das Neue und Besondere betonen.
- Referenzen von Expert*innen und einflussreichen Personen zeigen.
- Nicht das Gespräch beherrschen, dem I-Stil Raum geben, sich auszudrücken.
- Offene, freundliche und herzliche Kommunikation.
- Eine spürbare Begeisterung von allen Seiten.
- Aufmerksamkeit beim Reden und Zuhören schenken.
- Möglichst kein Zeitdruck aufbauen.

Der S-Stil – der stetige Typ braucht folgende Kommunikation

- Geduld – Ziele müssen umsichtig formuliert und behutsam ermittelt werden.
- Veränderungen am besten in *homöopathischen Dosen* einbringen (kleinschrittig, langsam, bewusst).
- Sorgen und Ängste anhören, ernst nehmen und gemeinsam auflösen.
- Sicherheit und Verlässlichkeit ansprechen, evtl. einen Plan zur Orientierung geben.
- Aufmerksamkeit beim Zuhören widmen.
- Spürbare Aufrichtigkeit, Offenheit und Ehrlichkeit.
- Entspannte und ruhige Ansprache.
- Zeit geben, um nachzudenken, nicht auf sofortige Entscheidung drängen.
- Betonen, wie sich das Gesagte und die Ziele positiv auf Harmonie und Stabilität auswirken können.

Der C-Stil – der gewissenhafte Typ braucht folgende Kommunikation

- Gut vorbereitet und organisiert ins Gespräch gehen, alle Fakten bereithalten.
- Schriftliche Unterlagen zusätzlich bereithalten.
- Vergleichendes Datenmaterial (Zahlen, Fakten) zu Untermauerung von Gesagtem verwenden.
- Logisch, einsichtige Fakten und Vorteile liefern.
- Detailgenaue Vorgehensweise.
- Gute Organisation der Pläne und Umsetzungen darlegen.
- Detaillierte Antworten auf offene Fragen liefern.
- Referenzen von Experten zeigen.
- Einwände gründlich klären.
- Qualität, Verlässlichkeit und Sicherheit betonen.
- Klaren Fokus bei der Sache, nicht ins Schmeicheln, Überreden oder Schwatzen verfallen.

6.5.2 Gesprächsführung mit den einzelnen Verhaltensstilen

Aus den gewonnenen Erkenntnissen lassen sich anschließend Gesprächsstrategien entwickeln, die dabei helfen, eigene Ziele zu erreichen, Veränderungen zu kommunizieren und leichter umsetzen zu können. So können Gespräche gut vorbereitet und mithilfe von Stichworten oder entsprechenden Unterlagen möglichst optimal geführt werden. Denn so, wie es Strategien gibt, als Führungskräfte leicht zum Ziel zu kommen, gibt es auch No-Gos in der Kommunikation.

Passt sich eine gut informierte Führungskraft den Bedürfnissen der Mitarbeitenden an, können Ziele sehr viel leichter erreicht werden. Die Gesprächsstrategie sollte sich also nach den Profilen der Gesprächspartner*innen richten.

Gesprächsführung mit dem D-Stil

Ein *D-Typ* wird eher wenig Zeit für ein Gespräch ansetzen, stattdessen möchte er zielführend, schnell und hochstrukturiert informiert werden. Folgt am Schluss eine zügige und exakte Zusammenfassung der Fakten, wird der- oder diejenige zufrieden das Gespräch verlassen. Entscheidend ist, sich vor Gesprächsbeginn die zentralen Botschaften für das Gespräch zurechtzulegen und zu Beginn ohne Umschweife schnell zur Sache zu kommen. Es hilft, in der Argumentationen Effizienz, Ersparnisse und Vorteile beim Vorgehen zu betonen. Akzeptieren Sie die direkte Art des Gegenübers, geben Sie einen Entscheidungsspielraum vor und lassen Sie ihn oder sie wählen – gut vorbereitet können Sie mit allen Optionen leben. Zögern Sie nicht, eine Zusammenfassung der Ergebnisse mit den wichtigsten Punkten nach dem Gespräch noch einmal per E-Mail zu verschicken.

Was Sie beim Gespräch mit einem D-Stil vermeiden sollten

- Unentschlossen wirken.
- Eine problemorientierte Einstellung zeigen.

- Überbetont freundlich sein.
- Klischeehafte Verallgemeinerungen.
- Präsentation zu vieler Details.
- Wiederholungen, zu viel reden, drauflos plappern.
- Nicht belegbare Äußerungen.
- Für den D-Stil Entscheidungen treffen.

Gesprächsstrategie mit einem D-Stil

- *Gesprächsvorbereitung*: Die Person bestimmt gern und will Kontrolle behalten.
- *Gesprächseinstieg*: Kurzes Warm-up, dann aber zügig zur Sache kommen.
- *Fragen stellen*: Fragen sollten direkt und ergebnisorientiert sein.
- *Vorteils-/Nutzenargumentation*: Betonen von Effizienz, Ersparnissen und Gewinnen.
- *Einwandbehandlung*: Grundsätzlich Interesse zeigen, die direkte Art akzeptieren.
- *Abschluss*: Möglichst schnell und direkt, notfalls Alternativen anbieten.
- *Nachbetreuung*: Schnelle und pünktliche Lieferungen, Ergebnisse aufzeigen.

Ganz wichtig: Keine Angst vor großen Tieren! Treten Sie einem D gegenüber selbstbewusst und fest auf. Dominante Verhaltensstile messen Sie an Ihrer Kompetenz, Ihrem Gestaltungswillen und Ihrer Fähigkeit, sich zu behaupten. Es ist ein Irrtum zu denken, Sie müssten vor einem dominanten Menschen kuschen, im Gegenteil: Dominante Verhaltensprofile mögen keine Schwächen, nicht an sich und nicht an anderen. Nehmen Sie daher Meinungsverschiedenheiten und Diskussionen sportlich, lassen Sie sich nicht in die Ecke drängen und bleiben Sie auf der Sachebene und stets lösungsorientiert. Wenn Sie in Ihren Argumentationen beginnen, emotional zu reagieren, wird das D anfangen, sie zu attackieren. Fragen Sie D stattdessen nach den eigenen Zielen, bringen Sie Ihrer beider Ziele in Einklang und zeigen Sie auf, wie die anstehenden Punkte helfen können, diese Ziele zu erreichen bzw. auch wie diese Ziele bei Nichthandeln gefährdet sein könnten. Ganz wichtig: Verschwenden Sie keine Zeit. Kündigen Sie gleich zu Beginn an, wie lange ein solches Gespräch voraussichtlich dauern wird. Und kommen Sie nicht nur mit Problemen, sondern auch bereits mit Lösungsvorschlägen und lassen Sie Ihr Gegenüber entscheiden. Bleiben Sie in der Vogelperspektive, vermeiden Sie zu viele Details und Befindlichkeiten. Ein D interessieren keine Einzelschicksale und es kann sich mit Hierarchien gut anfreunden, wenn es sie akzeptiert.

Gesprächsführung mit dem I-Stil

Das Gespräch mit einem *hohen I-Stil* beginnt bestenfalls mit Smalltalk. Zunächst plaudert man über den Urlaub, die Kinder oder aktuelle Bücher, eben das, was das I begeistert. Auch wenn es auf den ersten Blick vielleicht so wirkt, ist die Zeit keinesfalls vergeudet. Denn nach einem kurzen, freundlichen Einstieg ist die Bindung höher, die Atmosphäre kreativ und energiegeladen und vor allem zielführend. Alle kommen sehr viel schneller zu einem Ergebnis. Der I-Stil prüft auch, wie Ihre Argumente und Inhalte seine Anerkennung und den Einfluss steigern können. Deshalb ist es wichtig, zu zeigen, wie er oder sie gut dastehen kann. Ein gewisser Zweckoptimismus kann bei diesem Gespräch genauso hilfreich sein wie die Offenheit für seine oder ihre Gefühle und Zweifel. Liefern Sie Ideen und bieten Sie Unterstützung an, die helfen können, dem Gegenüber Strapazen und Probleme zu ersparen, und bleiben Sie Ansprechpartner*in. Werden diese Bedürfnisse ignoriert, wird ein I schnell unkonzentriert und weniger zugänglich sein.

Was Sie beim Gespräch mit einem I-Stil vermeiden sollten

- Soziales, Privates nicht gebührend beachten.
- Andauernd und zu viel sprechen.

- Vorschläge und Unterbrechungen zurückweisen.
- Kurz, kalt und verschlossen agieren.
- Von oben herab kommunizieren.
- Sich zu weit vom Ziel abbringen lassen.

Gesprächsstrategie mit einem I-Stil

- *Gesprächsvorbereitung*: Ein »I« wird seinen Einfluss und die Anerkennung prüfen.
- *Gesprächseinstieg*: Locker, freundlich; I emotional ansprechen.
- *Fragen stellen*: Fragen sollten offen und begeisternd sein (positive Formulierungen).
- *Vorteils-/Nutzenargumentation*: Betonen, wie I zum Erfolg kommt und gut dasteht.
- *Einwandbehandlung*: Verständnis für Gefühle und Zweifel zeigen.
- *Abschluss*: Ideen liefern, was »I« unternehmen soll; optimistisch sein.
- *Nachbetreuung*: Hilfe und Service anbieten, persönliche*r Ansprechpartner*in bleiben.

> Wichtig bei Gesprächen mit initiativen Verhaltensstilen: Bleiben sie geduldig und aufmerksam. Dies hat zwei Gründe: Sie zeigen so ihrem Gegenüber, dass sie an ihm/ihr und seinen/ihren Themen interessiert sind. Gleichzeitig haben sie im Blick, an welcher Gelegenheit sie auf den Redefluss des Gegenübers aktiv Einfluss nehmen, um in ihr Thema einzusteigen. Gegebenenfalls heißt das auch einmal ihn oder sie höflich zu unterbrechen. Bieten sie an, bestimmte Themen für später vorzumerken oder dafür einen eigenen Termin anzusetzen. Lassen Sie sich dabei vom Initiativen und den zahlreichen Themen und Emotionen nicht einwickeln, beeindrucken oder ablenken, sondern haben Sie im Blick, mit welchen Zielen Sie in das Gespräch gegangen sind. Initiative verstehen es, Nebelkerzen zu werfen: Dramatische Verallgemeinerungen und begeisternde Übertreibungen oder emotionale Äußerungen sollten von Ihnen aufge-

nommen werden, ohne, dass Sie sie als Angriff oder als neuen Gesprächsfaden werten, auf die sie eingehen müssen, wenn es für Ihre Ziele momentan nicht relevant ist. Bitten Sie stattdessen um Konkretisierung: Was genau ist gerade schrecklich? Was hat heute alles nicht funktioniert? An welchen Punkten wurde deutlich, dass das heute ein schlechter Tag ist? Zeigen Sie dabei Verständnis für die Gefühlslage und bleiben dabei verbindlich, höflich und gleichzeitig immer auch auf ihre Belange und die Sachebene und Faktenlage fokussiert. Und: Lenken sie I immer wieder auf Ihre Themen zurück, wenn er/sie abzuschweifen droht. Wenn Sie ein I kritisieren müssen, machen Sie vielmehr deutlich, dass Sie sich aufrichtig Sorgen machen, anstatt mahnend vorzuhalten, was alles nicht gut läuft. Initiative Stile gewinnen Sie eher über die Sorge, dass er/sie keinen guten Eindruck mehr vermitteln kann und damit droht Anerkennung und Einfluss zu verlieren, als über direkte Kritik.

Gesprächsführung mit dem S-Stil

Bei einem *S-Typ* sollte die Atmosphäre möglichst entspannt, ungezwungen und stressbefreit sein. Gesenkte Stimme, langsames Sprechen, wertschätzende Zuwendung wirken hier Wunder. Wenn die Führungskraft zeigt, dass sie sich auf den Termin freut, und mit dem Gegenüber ruhig, freundlich, vorsichtig und zugewandt umgeht, seine Ängste ernst nimmt und auch ein eventuelles Zögern akzeptiert, werden diese Gespräche zielführend sein. Denn ein stark ausgeprägtes S versucht zunächst, den aktuellen Zustand beizubehalten, Sicherheit und Harmonie zu bewahren, ohne jemanden zu enttäuschen. Schrittweise Informationen geben und auf die Systematik des Stetigen eingehen helfen hier durch einen strukturierten Ablaufplan, an dem man sich orientieren kann. Gehen Sie alles schrittweise durch und lassen Sie sich jeden Punkt bestätigen. Zeigen Sie Interesse für die Gefühle des Gegenübers, bieten Sie dauerhafte Unterstützung an und machen Sie sich bereit, manchmal auch eine Weile nach wirklichen Einwänden zu forschen, denn es kann dauern, bis der S-Stil sich Ihnen offenbart oder sie selbst erkennt. Schaffen Sie eine vertrauensvolle Atmosphäre, bleiben Sie auch danach erreichbar und erkundigen Sie sich regelmäßig nach dem Befinden, nach eventuellen Sorgen oder Rückfragen. Dies mag zeitaufwändig klingen, aber einmal richtig gemacht, spart man eine Menge Zeit, da es im Nachgang zu weniger Widerständen und Unsicherheiten kommt.

Was Sie beim Gespräch mit einem S-Stil vermeiden sollten

- Zu direkt sein.
- Zu forsch herangehen oder zu fordernd wirken.
- Zu sehr aufs Tempo drücken.
- Zu viele Details auslassen.
- In Gedankengängen springen.

Gesprächsstrategie mit einem S-Stil

- *Gesprächsvorbereitung*: »S« versucht, den Status quo zu erhalten.
- *Gesprächseinstieg*: Keinen Zeit- oder Entscheidungsdruck aufbauen.
- *Fragen stellen*: Interesse zeigen, ehrliche Wie-Fragen erwarten.
- *Vorteils-/Nutzenargumentation*: Betonen, dass das Umfeld stabil und sicher bleibt.
- *Einwandbehandlung:* Unterstützungen anbieten.
- *Abschluss:* Regelmäßige Rückfragen stellen, aufmerksam bleiben.
- *Nachbetreuung:* Ständige Erreichbarkeit für Nachfragen und Bestätigungen anbieten.

> Auch beim Gespräch mit Stetigen zahlt sich ein langer Geduldsfaden aus. In diesem Fall bedeutet es aber, vor allem sich selbst zurückzunehmen und den eigenen Redefluss und das Tempo zu zügeln, damit S Raum bekommt. Denn wenn man selbst das Gespräch dominiert und auf schnelle Ergebnisse drängt, neigen stetige Verhaltensstile dazu, sich anzupassen. Dabei muss es viel mehr darum gehen, sie behutsam aus der Reserve zu locken und selbst gedanklich ins Arbeiten kommen zu lassen. Das be-

deutet bisweilen auch, Schweigen als Methode zu nutzen. Stellen Sie offene Fragen und geben Sie anschließend Zeit, damit S darüber nachdenken kann. Das Schweigen müssen Sie aushalten können, denn es lohnt sich. Schenken Sie ihrem stetigen Gegenüber das Vertrauen, das er/sie etwas beisteuern wird und, mehr noch, ermutigen Sie Ihr Gegenüber dazu. Keine Sorge, denn stetige Stile möchten Sie ja ihrerseits auch nicht enttäuschen. Der/die Gegenüber überlegt immer, was die Veränderungen, Ziele und Pläne für ihn oder sie selbst bedeuten, man sollte deshalb keinen Druck erzeugen. Bei gewichtigeren Themen empfiehlt es sich bisweilen, nicht direkt eine Aussage oder Entscheidung zu verlangen. Geben Sie S ein paar Fragen an die Hand, über die er zum nächsten Gespräch nachdenken und Ihnen Rückmeldung geben soll. Bleiben Sie behutsam, freundlich und aufrichtig interessiert. Dabei kann es bisweilen auch mal helfen, eine emotionale Regung aus Ihrer eigenen Gefühlswelt offenzulegen, damit S sieht, dass auch Sie bestimmte Geschehnisse berühren und nicht kalt lassen. Diese emotionale Aufrichtigkeit kann Stetige im wahrsten Sinne des Wortes bewegen.

Gesprächsführung mit dem C-Stil

Schnell zum Punkt und zu konkreten Themen zu kommen, dabei konkret und sachlich zu bleiben, ist zielführend im Umgang mit gewissenhaften Verhaltensstilen. Agieren Sie professionell und mit Blick fürs Detail. Mit Verallgemeinerungen und emotionalen Äußerungen ohne Faktenbezug, kann der *gewissenhafte Stil* wenig anfangen. Logik, Genauigkeit und Qualität sind hier die halbe Miete, ein respektvoller, höflicher und sachlicher Ton sind ebenfalls hilfreich. Drängen Sie sich aber nicht in den Kompetenzbereich des Gegenübers, sondern lassen Sie den C-Stil den Experten sein. Besonders diesen Stil kann man sehr gut über Fragen führen, indem Sie ihn/sie auf diese Weise ermutigen, die eigenen Kenntnisse, Methoden und Bedenken zum Ausdruck zu bringen und zu reflektieren. Formulieren Sie diplomatisch, argumentieren Sie differenziert und beziehen Sie unterschiedliche Perspektiven mit ein, ohne Ihre eigenen aus dem Blick zu verlieren. Erwarten Sie Fragen nach dem »Warum?« und seien Sie vorbereitet. Liefern Sie Informationen zu den brennendsten Fragen und liefern Sie Hintergrundinformationen und nachvollziehbare Erklärungen für bestimmte Entscheidungen. Bleiben Sie sachlich, beruhigen Sie den C-Stil mit logischen Beweisen und Argumenten und gestatten Sie C, sich rückzuversichern. Erwarten Sie keine emotionalen Reaktionen oder überschwänglichen Enthusiasmus, sondern klären Sie Prioritäten und Folgegespräche nach einer gewissen Bedenkzeit ab. Versorgen Sie C regelmäßig mit Informationen, welche Ihre Zuverlässigkeit und Kompetenz belegen und fragen Sie öfter nach seiner Zufriedenheit, bezogen auf dieses Thema.

Was Sie beim Gespräch mit einem C-Stil vermeiden sollten

- Ungenau und zu lässig sein, insbesondere, wenn konkrete Antworten eingefordert werden.
- Zu schnell zum Abschluss kommen.
- Über Persönliches oder die Familie zu sprechen, bevor man sich besser kennt.
- Schulterklopfen oder persönliche Gesten und/oder Verhaltensweisen.
- Zu laut und zu schnell sprechen.
- Versuchen zu schmeicheln oder zu überreden.

Gesprächsstrategie mit einem C-Stil

- *Gesprächsvorbereitung*: »C« braucht schriftliche, logische und vollständige Unterlagen.
- *Gesprächseinstieg*: Schnell, aber taktvoll beginnen; keinesfalls ungeduldig drängen.
- *Fragen stellen*: Ermutigen, selbst sachliche Fragen zu stellen, Warum-Fragen stellen.
- *Vorteils-/Nutzenargumentation*: Logik, Korrektheit und Qualität betonen.
- *Einwandbehandlung*: Sachlich bleiben, logische Beweise liefern.

- *Abschluss*: Prioritäten klären, angemessene Bedenkzeit geben.
- *Nachbetreuung*: Regelmäßig die Zufriedenheit abfragen.

> Was der C-Typ nicht ausstehen kann, das sind ineffektive und schlecht vorbereitete Gespräche. Führungskräfte sollten immer mindestens mit einer Tagesordnung und noch besser mit einer Tischvorlage in die Gespräche gehen, vor allem wenn es sich um einen komplexen Sachverhalt handelt. Wichtige Details werden vorher aufgezeigt. Günstig ist das Beziehen auf bereits vorhandene Protokolle und auf Informationen in Schriftform. Wer beispielsweise eine wichtige Unterlage nicht sofort griffbereit hat – oder gar einen Rechtschreibfehler gleich auf der ersten Seite abbildet –, wird vom C-Stil im Ganzen mit seinen Aussagen nicht ernst genommen. Neue Ideen und Konzepte verpuffen ebenfalls ohne ein detailliert durchdachtes und fehlerfreies Fundament, denn C sieht dann sein Bedürfnis nach Kompetenz im Gegenüber nicht erfüllt. Solch Material kann wiederum etwas Zeit bei ihrer Gesprächsvorbereitung brauchen, weshalb Sie hier mehr Zeit einplanen sollten.

Um erfolgreich und zielorientiert zu arbeiten, ist Kommunikation entscheidend. *Wer fragt, der führt* (siehe Band 2). Weiß eine Führungskraft, wer vor ihr sitzt, ist es deutlich leichter, in und mit der Kommunikation Ziele zu erreichen und Gesprächsstrategien zu entwickeln. Nicht jeder Mensch reagiert auf kurze und knappe Anweisungen. Andere sind genervt von erzwungenem Smalltalk. Wieder andere reagieren unsicher, wenn sie überhaupt zum Gespräch gebeten werden. Natürlich ist es von keiner Führungskraft oder Stationsleitung zu erwarten, jedes Mal eine kleine Vorstellung zu arrangieren, damit sich alle Eingeladenen entsprechend wohl fühlen, aber mit einigen wenigen kleinen Kenntnissen, die nach und nach in das eigene Verhalten übergehen, kann man es sich und seinen Mitarbeitenden sehr viel einfacher machen und so Spannungen vermeiden und Konflikten vorbeugen.

6.6 Wer will – wer will nicht: Kontaktfreude der unterschiedlichen Stile

So unterschiedlich die Menschen sind, so verschieden auch ihre Art, ihr Wunsch und ihr Bedürfnis, mit anderen in Beziehung und in Kontakt zu treten. So haben *I- und D-Stile* die wesentlich stärkere Tendenz, frisch und frei zur Tür der Leitungskraft hineinzukommen, wenn sie ein Problem oder eine Frage haben. Ihr Bedürfnis nach Veränderung, Kontrolle, Einfluss und Aktion treibt sie dazu genauso an wie eine stärkere Extraversion, also Kontaktfreude, bei den Initiativen. Sie fallen selten in der Wahrnehmung ab und schieben sich von selbst tendenziell immer wieder in den Aufmerksamkeitsfokus der Führungskraft. Das kann auch dazu führen, dass sie Besprechungen und Meetings durch ihre Teilnahme dominieren und Stile aus dem südlichen Teil des DISC-Kreises überschatten. Deshalb gilt bei den *S- und C-Stilen* für die Führungskraft: Schauen, dass man diese Menschen nicht aus den Augen verliert und ggf. stets durch direkte Ansprache einbindet. Denn nur, weil jemand still und zurückhaltend ist, heißt das nicht, dass er oder sie nicht auch kluge Ideen und Gedanken zu einem Thema beisteuern kann. Gleichzeitig bedeutet das aber auch, dass eine *Politik der offenen Tür* diese Menschen vielleicht nicht erreicht, da diese Mitarbeitenden in der Regel eher weniger mit ihren Sorgen und Problemen von sich aus in das Büro des Chefs, der Chefin kommen, da sie niemandem zur Last fallen wollen bzw. da sie eher reagieren als agieren. Als Führungskraft ist es also auch wichtig, *Management by walking around* zu praktizieren; also durch regelmäßige proaktive Kontaktaufnahme aktiv zu Mitarbeitenden hinzugehen und zu fragen, ob alles in Ordnung ist, alles läuft wie gewünscht bzw. ob es Probleme gibt.

> Auch wenn eine Führungskraft das Prinzip der offenen Tür hat und hofft, damit allen Mitarbeitenden die gleichen Chancen zu geben: Achtung! Erfahrungsgemäß kommen tendenziell eher

die D's und I's. Diese Menschen haben die Eigeninitiative und die Motivation, Dinge anzugehen und zu lösen. Die Herausforderung für Führungskräfte sind häufig die Stetigen und Genauen, die leise und still ihre Arbeit machen und die Angebote des Feedbacks nicht annehmen. Sie wollen nicht stören oder anecken, sind nicht so kontaktfreudig oder von sich aus an Austausch interessiert oder nehmen sich grundsätzlich nicht so wichtig. Sie müssen aufgesucht und gefragt werden. Gerade in Veränderungsprozessen können sich Stile aus dem südlichen Teil des DISC-Kreises als Blockierende positionieren, da sie nicht gefragt, abgeholt und eingebunden wurden und sich mit der Veränderung dann noch schwerer tun, als das ohnehin schon der Fall ist.

6.6.1 Gleich und gleich gesellt sich gern: Die Sache mit den ähnlichen Profilen

Mit manchen Menschen ist man sofort auf einer Wellenlänge, mit anderen wird man scheinbar nie warm – da reicht es allerhöchstens für ein erwachsenes professionelles Miteinander. Hier stellt sich die Frage, ob sich Menschen mit gleichen oder sehr ähnlichen Verhaltensprofilen grundsätzlich besser verstehen als solche, die sich entgegengesetzt sind. Die Antwort ist ein klares und eindeutiges: Jein. Natürlich entstehen Sympathien deutlich häufiger, wenn ähnliche Verhaltensprofile aufeinandertreffen. Tendenziell finden sich Menschen mit ähnlichem Verhaltensprofil sympathischer, man teilt ähnliche Bedürfnisse und hat bei der Arbeit und beim gemeinsamen Vorgehen ähnliche Prioritäten. Achtung, auch hier gilt: Die Tendenz ist da, es muss aber natürlich nicht immer so sein.

Aber diese Information ist für Führungskräfte besonders wichtig, denn sie müssen in beide Richtungen aufpassen: Auch wenn mir jemand auf den ersten Blick unsympathisch ist, weil er oder sie ganz anders erscheint, handelt und arbeitet, ist er bzw. sie mir trotzdem anvertraut und muss gefördert und gefordert werden. Aber auch wenn mir jemand auf Anhieb sympathisch ist, ich schnell eine gute Beziehung aufbauen und gut mit dem- oder derjenigen arbeiten kann, muss ich ihn oder sie als Führungskraft dennoch kontrollieren und überprüfen: Stimmen die Leistungen und die Qualität wirklich? Eine Leitungskraft darf sich nicht *verführen* lassen, nur weil sie jemanden mehr mag, und fälschlicherweise daraus ableiten, dass sie für diese Person nicht mehr so viel Führungszeit aufbringen müsste. Auch hier gilt, das Verhältnis von Nähe und Distanz in Balance zu halten (siehe Band 3).

Wichtig ist bei allen Handlungen das grundsätzliche Verständnis, dass niemand – in der Regel –schlecht oder böse ist, sondern erst einmal einfach nur *anders*. Dadurch ist es für uns manchmal schwierig zu handeln– was langfristig auch ein konfliktionäres Verhältnis befeuern kann. Anders als man selbst zu sein bedeutet, die Welt um sich herum anders wahrzunehmen und auf Herausforderungen anders zu reagieren. Diese Erkenntnis kann zu mehr Gelassenheit führen: Wer die Menschen und ihre Andersartigkeit kennt und akzeptiert und – mehr noch – lernt, sie zu verstehen und damit umzugehen, verhindert, dass Menschen abrutschen und abgewertet werden oder dass andere sich von ihrer Andersartigkeit vielleicht eingeschüchtert oder sogar bedroht fühlen.

Lassen Sie sich von Sympathie nicht verleiten, einen Menschen anders zu beurteilen, nicht mehr zu fördern oder zu vernachlässigen. Jede*r ist wichtig und verdient den gleichen Respekt und dasselbe Maß an Wertschätzung, Zeit und Zuwendung wie alle anderen. Das sicherzustellen ist eine zentrale Aufgabe einer Führungskraft.

Um zu verstehen, warum manche Menschen gut miteinander auskommen und andere die Zusammenarbeit meiden, ist es nötig, unter die Oberfläche zu schauen. So ist es leichter zu verstehen, warum jemand wie tickt. Wer sich selbst besser kennt, versteht auch, welche Emotionen und Handlungen ein bestimmtes Verhalten bei anderen auslösen können – gerade um Umgang mit Menschen, die scheinbar einen eher entgegengesetzten Verhaltensstil haben.

6.7 Handeln unter Druck – anders als vermutet

So unterschiedlich die Menschen sind, so unterschiedlich reagieren sie auch unter Druck oder Angst.

Solange Bedürfnisse befriedigt und Abläufe routiniert und normal laufen können, werden Verhaltensweisen in der Regel eher positiv und konstruktiv sein. Anders, wenn etwas Angst oder Stress auslöst oder Veränderungen die eigene Gelassenheit übersteigen: Dann kann es vorkommen, das eigene Stärken überzogen werden und das Handeln negativ, destruktiv und bisweilen gar überraschend anders wirken kann, als man es aufgrund des Verhaltensstils zunächst vermuten mag. Das kann in Konfliktsituationen genauso vorkommen wie im Umgang mit anderen Menschen, die einen anderen Verhaltensstil haben und deren Verhalten einen »auf die Palme« bringt.

Sind *D-Stile* in der Regel dominant, selbstsicher, willensstark, effektiv und offen für Veränderungen, kann es unter Druck zu einer Übersteigerung kommen: Sie reagieren dann mitunter aggressiv, ungeduldig, herrisch, hart und angriffslustig. Sie könnten andere abwerten und ihnen über den Mund fahren, während sie versuchen, ihre eigenen Interessen zu verfolgen und durchzusetzen. Im Extremfall fährt der oder die Dominante aber wider Erwarten nicht cholerisch aus der Haut, sondern zieht sich überraschend eher zurück und verlässt das (Schlacht-)Feld. Warum? Da er oder sie die eigenen Ziele auf diesem Wege nicht erreichen kann, versucht er oder sie, einen anderen zu gehen – oder setzt sich selbst einfach andere Ziele. Um sich festzubeißen, fehlen dominanten Stilen der lange Atem und die Geduld.

Reagiert ein *I-Stil* normalerweise emotional, begeisterungsfähig, optimistisch, lebhaft, gesprächig und kontaktfreudig, kann er unter Druck chaotisch, gereizt, reaktiv, manipulativ und eingebildet wirken. Sie könnten dazu tendieren, lauthals über ihr Leid zu klagen und für Fakten und Logik nicht mehr zugänglich zu sein. Sie generalisieren, scheren viele Dinge über einen Kamm: dann ist ganze Tag schrecklich und nichts funktioniert mehr. Dabei könnte ihnen der eine oder andere Satz (Beleidigendes, Unangemessenes, Destruktives) herausrutschen, der andere vor den Kopf stößt und den sie später durchaus auch bereuen könnten. Im Extremfall machen Initiative Stile aber ebenfalls dicht: »Dann mach ich hier nichts mehr!« ist eine häufige Aussage, mit der sie nicht mehr Teil der Lösung sind und sich der Situation entziehen. Sie wirken beleidigt, beschweren sich und fühlen sich geschmäht und verraten oder sehen sich als Opfer großer Ungerechtigkeiten.

Sind *S-Stile* im täglichen Umgang eher zuverlässig, umgänglich, zurückhaltend, vorsichtig, angenehm und ruhig, reagieren sie bei Angst verunsichert, unentschlossen, umständlich, besitzergreifend, klammernd und konformistisch. Das kann dazu führen, dass sie sich selbst und andere Prozesse blockieren, weil sie sprichwörtlich *»die Welle schieben«* und hoffen, die Phase der Unsicherheit einfach aussitzen oder überstehen zu können, anstatt sich selbst zu bewegen. Sie versuchen, die Stabilität zu wahren, und können große Geduld und sehr viel Sitzfleisch beweisen. Allerdings steigt dadurch auch konstant der Druck, der auf ihnen lastet, wobei sie oft lange still und leise leiden können. Stetige sind dafür bekannt, sehr viel (er-)tragen zu können – bisweilen muten sie sich selbst ja auch zu viel zu. Doch es mag auch bei diesen Menschen der Punkt kommen, an dem der Tropfen das Fass zum Überlaufen bringt – und der oder die Stetige explodieren kann. Dann brechen sich Emotionen und Vorwürfe lauthals Bahn und stetige Menschen können andere laut attackieren und zurechtweisen und dabei Verletzungen erzeugen, die vielleicht nicht mehr so einfach gutzumachen sind. Dieses Verhalten hat nichts mit Dominanz zu tun, sondern zeigt eine*n Stetige*n, der bzw. die zu lange Amboss war – und nun als Hammer agiert.

Auch *C-Stile* verändern ihr Verhalten unter Druck und in Angst. Aus einer anspruchsvollen, rationalen, ausdauernden, ernsthaften und ordentlichen Person wird ein pedantischer, wählerischer, übermäßig kritischer, zynischer und wertender Mensch, der zunehmend um sich und den eigenen Anspruch oder die Überzeugung, richtig zu liegen, kreist, auf Stur schaltet und sich zurückzieht, unfähig, die notwendige Distanz zu den Dingen aufzubringen. Durch das Bedürfnis nach Stabilität ertragen diese Menschen lange Zeit Druck, Stress und Belastung, anstatt zu versuchen, sich der Situation zu entziehen oder eine Veränderung anzustreben. Wird es ihnen jedoch tatsächlich zu viel, können sie im Extremfall genauso aus der Haut fahren wie stetige Menschen. Allerdings kanalisieren sie weniger die eigenen Emotionen in den Vorwurf, sondern vor allem die aus ihrer Sicht richtigen Fakten und Argumente, die sie dem Gegenüber Punkt für Punkt vorhalten. Die Reaktionen werden immer forscher, fordernder und vorwurfsvoller. Gewissenhafte sind dann nicht mehr offen für einen Perspektivwechsel. Dadurch bekommt die Anklage für andere die Form einer Abrechnung, die einen Gesichtsverlust befeuern kann.

> Interessieren Sie sich für andere und versuche Sie, Ihre Mitmenschen genau zu beobachten: Wie agiert, reagiert und handelt jemand wann und warum? Welche Motive und Bedürfnisse treiben ihn oder sie an? Nach welchen Prioritäten geht jemand im Arbeitsalltag vor? Nutzen Sie dazu zunächst immer nur halbwegs »normale« Alltagssituationen, die nicht von Stress, Druck, Konflikt oder außergewöhnlicher Belastung gekennzeichnet sind. Wenn wir jemanden beobachten, der unter Druck oder in einem Konflikt steht, könnten die Verhaltensbeobachtungen durch diese besonderen Situationen verfälscht und bestimmte Verhaltensweisen so zu einem Stil verdichtet werden, der sich im Alltag nicht bestätigen lässt, aber so ggf. die Einschätzung verzerrt.

7 Konfliktlösung mit DISC

7.1 Die unterschiedlichen Verhaltensprofile im Konflikt

Jeden Tag mehrfach, fast immer bei Verhandlungen, in Auseinandersetzungen am Arbeitsplatz oder im privaten Umfeld: Konflikte begegnen uns ständig. Auch wenn wir nicht (mehr) mit Waffen aufeinander losgehen: Worte können genauso verletzend sein. Deshalb gilt es, Konflikten proaktiv zu begegnen und sie bestenfalls elegant und für alle zufriedenstellend zu lösen.

Über die Art von Konflikten, Sach- und Beziehungsebenen, schwelende oder auch aufgelebte Reiberein haben wir in den vorangegangenen Büchern (Band 2 und 3) schon ausführlich berichtet. Hier lag der Fokus vor allem auf der Konfliktdefinition von Ulrike C. Wasmuth: Ein Konflikt wird definiert als sozialer Tatbestand, bei dem mindestens zwei Parteien beteiligt sind, die erstens unterschiedliche, vom Ausgangspunkt her unvereinbare Ziele verfolgen oder das gleiche Ziel anstreben, welches aber nur eine Partei erreichen kann, oder die zweitens unterschiedliche, vom Ausgangspunkt her unvereinbare Mittel zur Erreichung eines bestimmten Zieles anwenden wollen.

Mit vertieften Kenntnissen über die Verhaltensstile von Menschen und den damit verbundenen Vorlieben, Abneigungen, Prioritäten und Bedürfnissen wird auch klar, dass sich die Art und Weise im Umgang mit Konflikten und das Verhalten in selbigen von Person zu Person unterscheiden. Mit der DISC-Brille lässt sich nun in Konflikten mit unterschiedlichen Verhaltensstilen konstruktiver umgehen, sowohl in der Gesprächsführung, um den Menschen dort abzuholen, wo er steht, als auch im Umgang mit dem Verhalten der anderen Partei im Konflikt. Wer die hinter einem vermeintlich böswilligen Verhalten stehenden Bedürfnisse und Prioritäten nachvollziehen und verstehen kann, hat die Möglichkeit, konstruktiv und lösungsorientiert darauf einzugehen, anstatt die gegenüberliegende Seite abzuwerten, zu verurteilen und damit die Fronten zu verhärten. Darüber hinaus wird so erkennbar, wie konfliktionäre Situationen durch das Aufeinandertreffen unterschiedlicher Verhaltensprofile zusätzlich befeuert werden oder gar die Ursache für einen Konflikt sein können, da man auf der zwischenmenschlichen Ebene scheinbar nicht in der Lage ist, miteinander auszukommen, da keine Partei offensichtlich bereit ist, auf den Verhaltensstil der gegenüberliegenden Seite einzugehen.

Jede der vier Verhaltensdimensionen hat natürlich ihre ganz eigenen Strategien, mit Konflikten und den damit verbundenen Lösungen umzugehen. Zur Erinnerung: Die klassische Reinform gibt es eher nicht; jede*r trägt grundsätzlich alle vier Verhaltensdimensionen in unterschiedlicher Ausprägung in sich, wodurch sich das jeweils persönliche Profil ergibt. Aber Achtung: Funktion, Status, Erfahrungen oder auch eine bedingungslose Hingabe an Projekte können die typischen Verhaltensmuster überlagern oder bis zur Unkenntlichkeit kaschieren. Deshalb empfiehlt es sich immer, ein bisschen genauer hinzuschauen und entsprechende Fragen zu stellen, um die andere Seite besser zu verstehen.

Natürlich kommt: niemand mit allen Mitmenschen gleichermaßen gut aus. Viele liegen einem nicht, nerven, sind zu dominant, zu schnell, zu zögerlich, zu detailverliebt oder zu oberflächlich. Während man im privaten Rahmen die Wahl hat, mit wem man seine Zeit gern verbringt, ist es im professionellen Umfeld meistens nicht möglich. Lösungen müssen also gefunden werden – auch, wenn einem das Gegenüber nicht sonderlich angenehm oder sympathisch erscheint.

Grundsätzlich sind diejenigen Menschen die geschicktesten Verhandler*innen, die gute Beziehungen zu den Verhandlungspartner*innen haben und pflegen. Der Verhandlungserfolg wird dann aber auch dadurch mitbestimmt, wenn die Verhandler*innen in der Lage sind, die eigenen Ziele klar zu benennen und eine hohe

Entschlossenheit zeigen, sich energisch für die Zielerreichung einzusetzen.

Gleichzeitig ist es eines ihrer Ziele, bei allen anderen als angenehm in Erinnerung zu bleiben. Dazu gehört:

- Auf andere Menschen angemessen eingehen, offen, freundlich und im Sprechtempo und Duktus angepasst zu agieren.
- Die Beziehungen zu pflegen und ernsthaftes Interesse zu zeigen.
- Gute Gespräche zu führen, selbst zu reden und gleichzeitig andere reden zu lassen.

7.1.1 D-Stile im Konflikt

Dominante Menschen gelten als ehrgeizig, haben ein hohes Tempo, lieben Aktionen, Herausforderungen und Ergebnisse, sind entschlossen und möchten vor allem in eine Richtung: nach vorn. Für alles, was sie ausbremst, fehlt die Geduld. Für diesen Typ sind Konflikte kein wirkliches Thema und sie brauchen keine Harmonie für ihren inneren Seelenfrieden: D-Stil lassen Konflikte, Streit und Stresssituationen gelassen von sich abprallen, schleudern sie nach außen zurück und haben ihre Gefühle meistens unter Kontrolle. Wer sich ihnen innerhalb eines Konfliktes in den Weg stellt, muss damit rechnen, überrannt zu werden. Das Erreichen ihrer Ziele ist ihnen so wichtig, dass sie auch mal mit dem Kopf durch die Wand preschen – ohne Rücksicht auf die Gefühle oder Befindlichkeiten anderer. Diese Menschen sind in Konflikten emotional stabil, können sich deshalb auf den Streitpunkt konzentrieren und eine für sie günstige Lösung herbeiführen. Sie akzeptieren ungern Dinge, die sie nicht kennen und hinterfragen alle Ideen, von denen sie nicht überzeugt sind. Besonders in Krisen scheint es D-Menschen an Sensibilität fehlen, sie wirken schroff und ungeduldig mit einem Hang zur Selbstüberschätzung. Grundsätzlich arbeiten sie lieber nicht mit anderen D's enger zusammen, sondern unabhängig voneinander an verschiedenen Projekten. Sie sind keine Kuscheltypen und legen keinen Wert darauf, mit anderen Menschen am Verhandlungstisch im Einklang zu sein. Eine klare Sprache und deutliche Problembenennung lassen kaum Spielraum für Interpretationen. Ähnlich gelagerte Personen wissen diese deutlichen Ansagen durchaus zu schätzen; jede*r weiß, was los ist! Lediglich ausbleibende Anerkennung für große Leistungen und hoher Erfolgsdruck können sich auf ihre innere Balance und die Stabilität auswirken. Dominante Menschen lassen andere nicht gern in ihr Innerstes gucken. Außer, ihnen platzt der Kragen … aber das passiert höchst selten.

Sieben Hilfen zur Konfliktlösung mit einem D-Stil

- Da Dominante am liebsten gewinnen, sollten sich alle anderen so vorurteils- und wertfrei wie möglich darstellen. Zielgerichtete Strategien ohne schwarz-weiß-Gespräche helfen, der Verliererfalle zu entkommen.
- Oberflächliches Gerede vermeiden, lieber direkt auf den Punkt kommen.
- D in Teilbereichen immer Raum lassen für eigene Gestaltungen. Manchmal reicht schon das subjektive Gefühl, Herr*in der Lage zu sein, selbst wenn die Faktenlage eine andere ist.
- Stärke zeigen! D wissen zu lassen, dass sie die Bedürfnisse, Wünsche und Ängste seines Umfelds nicht außer Acht lassen können.
- Nicht jedes D-Wort auf die Goldwaage legen. Auch wenn es anders wirkt: D greifen nicht immer bewusst die Person gegenüber an, sondern kämpfen um die Sache.
- Abschließend das Gespräch zusammenfassen und festhalten, für welchen Teil des Konfliktes wer der Beteiligten in der Klärung zuständig ist.
- Beachten, dass D's selektive Zuhörer sind. Deshalb am Ende des Gespräches rekapitulieren und eventuell auch paraphrasieren, ob die D's alles Wichtige registriert, haben.

Dominante Stolperfallen

*Dominante Zeitgenoss*innen* wirken stark, fokussiert aufs Ziel, glänzen mit ihrer kraftvollen Art und wirken durch ihre direkten Aussagen. Sie lieben Herausforderungen, das Risiko, den Wettbewerb.

Auch wenn heftige Wortwechsel und Auseinandersetzungen auch an ihnen nicht spurlos vorbeigehen, sehen sie Auseinandersetzungen oftmals eher als Spiel. Diese Perspektive hilft ihnen, sich nicht komplett emotional zu verausgaben; sie trennen also geschickte die Sach- von der Beziehungsebene. Bei allem, was sie machen, haben sie ein festes Ziel vor Augen: Sie wollen den Sieg!

Ein Verhalten, das andere Menschen durchaus und recht schnell überfordern kann. Gerade Stetige fühlen sich oftmals beinahe schmerzhaft unterdrückt. Viele ziehen sich vor dem als autoritär-arrogant empfunden Gehabe zurück und nehmen eine Abwehrhaltung ein. Das ist natürlich keine gesunde Basis für einen guten Konsens.

Menschen mit einem hohen D sollten deshalb lernen …

- dass auch andere Menschen Ziele haben, nur manchmal nicht in der Lage sind, sie offen und klar zu formulieren.
- genauer hinzuhören und nicht jedes Gegenargument sofort vom Tisch zu fegen.
- alle notwendigen Hintergrundinformationen, Zahlen und wichtige Detailinformationen im Blick zu haben, um eine adäquate Risikoabschätzung zu treffen.
- nicht auf Durchzug zu schalten, wenn es für sie langweilig wird.
- nicht zu viel vorauszusetzen, sowohl an Informationen als auch an Kompetenz (Wissen und Erfahrung).
- anderen mit Warmherzigkeit und Verständnis zu begegnen.
- Gesprächspartner*innen freundlich in die Augen zu sehen und sie nicht gleich »scharf ins Visier« zu nehmen.
- einen Teil der eigenen Energie in die Beziehungspflege zu investieren.
- dass sie andere auch für sich gewinnen müssen, da ihre großen Ziele nicht immer alleine erreicht werden können.

> Der dominante Mensch möchte immer Herr*in der Lage sein. Auch wenn das konstruktive Verhalten für andere hilfreich sein kann, schießt er gern übers Ziel hinaus. Am besten gelingen

Kommunikation und Konfliktbewältigung dann, wenn sich alle Seiten um Klarheit und sachliche Argumente bemühen und darauf achten, dass alles Wichtige wirklich auch auf den Tisch kommt, auch damit alle die Übersicht behalten.

Die Lernaufgabe eines oder einer Dominanten ist es dabei, sich einen langen Atem und Geduld anzutrainieren, um alle anzuhören, niemanden zu überrollen und keine vorschnellen Entscheidungen und Lösungen zu forcieren. Außerdem müssen sie lernen, dass auch andere Menschen für den Gesamtprozess wichtig sind und Alleingänge langfristig einsam machen und eine*n selbst in die Überforderung treiben können. Denn auch Einzelkämpfer*innen können nicht jede Schlacht im Alleingang gewinnen.

7.1.2 I-Stile im Konflikt

Gewöhnlich sind *Initiative* mit möglichst vielen Menschen am Arbeitsplatz per Du und wissen immer, was gerade wo los ist. Initiative lieben Fröhlichkeit, Flexibilität und Tempo und überrumpeln andere Kolleg*innen damit auch mal gern; zwar meinen sie es in der Regel nicht böse, aber auch sie neigen zur Ungeduld. Sie haben Tatkraft und lieben Veränderungen. Ihr Wunsch nach Aufmerksamkeit und danach, gerne im Rampenlicht zu stehen, kann auf andere irritierend wirken. Für Menschen, die gern unabhängig arbeiten, kann diese überschwängliche Art manchmal sehr nervig sein. Aktion, Begeisterung und Zusammenarbeit spielen für ein I eine sehr große Rolle. Sie kämpfen, wie die dominanten Zeitgenoss*innen, für ihre Position. Allerdings nicht um jeden Preis, denn sie wollen es sich ungern mit ihrem Umfeld verscherzen. Sie sind »Berufsoptimisten« – selbst dann, wenn eine Lösung oder ein Licht am *Ende des Tunnels* gar nicht zu sehen ist. Ihre schnell entflammbare Begeisterung kann ebenso schnell umschlagen in Frust und Enttäuschung. Auch diese Gefühle leben sie dann aus – auf Kosten der Kolleg*innen.

Initiative Menschen wirken dadurch auf andere bisweilen wie ein Dampfkessel mit Überlaufventil: Sie möchten Konflikte nicht gern offen austragen und versuchen eher, sie zu kaschieren und zu verharmlosen. Sie legen mehr Wert auf menschliche Nähe und gute Beziehungen und lassen es deshalb lieber erst gar nicht zum Streit kommen. Ist aber Ausweichen keine Lösung, stürzen sie sich mit Gebrüll mitten ins Getümmel und können auch mal »überkochen«. Wenn es sein muss, fechten sie Konflikte bis zum bitteren Ende aus, ohne Rücksicht auf sich, andere oder sonstige Verluste. Fatale »Wenn …, dann…«-Äußerungen können die Folge sein, mit denen sie sich selbst in eine schlechte Position bringen können. Bei stark auf Sachlichkeit konzentrierten Kolleg*innen kann dieses Verhalten dann unter Umständen schnell unprofessionell, kindisch und hysterisch wirken. Bemerkenswert ist, dass ihre Stimmung zwar schnell hochkocht und überbrodelt, aber genauso zügig wieder abkühlen kann, sofern es gelingt, sie wieder einzufangen und auf den Boden der Tatsachen zu holen. Dann tut es diesen Menschen sehr leid, dass sie aus ihrer professionellen Rolle gefallen sind. Eine ehrlich gemeinte Entschuldigung kommt dann schnell über die Lippen; deutlich leichter übrigens als bei allen anderen DISC-Stilen.

Wer mit diesen Menschen gut klarkommen will, muss die richtigen Griffe beherrschen: Sie brauchen Gelegenheit und Zeit zum Reden, um im Redeprozess neue Strategien und Ideen zu entwickeln und Raum, in dem sie sich und ihre Gefühlswelt ausdrücken können. I-Stile können kräftig austeilen, aber weniger einstecken. Anders als dominante Menschen haben Intuitive keinen Schutzpanzer um ihr Innerstes gelegt und neigen zu emotionalen Reaktionen. Streitereien und Gesichtsverlust kosten sie Kraft und fordern sie stark. Lob und Komplimente allerdings schmeicheln ihnen und stimmen sie sanft. Erkennen Konfliktparteien diese Achillesferse, können sie sie durchaus für sich nutzen. Das heißt übrigens nicht, zu heucheln, um die eigenen Ziele zu erreichen, sondern – ganz im Sinne des initiativen Verhaltensstils – das Positive auch an schwierigen Situationen hervorzuheben, manchmal auch mal ein gesundes Maß an Zweckoptimismus zu leben. Wer mehr in das Gelingen verliebt ist als in das Scheitern, bedient das Bedürfnis nach Begeisterung, das Initiativen zu eigen ist.

Sieben Hilfen zur Konfliktlösung mit einem I-Stil

- Da ein hohes I die Konfrontation eher meidet, ist ein positives, lösungsorientiertes Umfeld mit guten Bedingungen wichtig, um Probleme ansprechen zu können.
- Konfliktlösungen funktionieren über die Beziehungsebene: Verständnis für die mangelnde Anerkennung bringt einen weiter, als stur auf der Sachebene verharren zu wollen.
- Themen müssen sachlich angesprochen werden – möglichst frei von persönlicher Kritik, damit sich das empfindliche I nicht angegriffen fühlt.
- Bei aller Kritik auch immer anerkennende Worte einbringen. Das besänftigt Menschen mit einem hohen I. Nicht sagen, was schlecht ist, sondern eher, wie etwas noch besser laufen könnte.
- Das I gilt es zu stoppen, sobald es beginnt, Probleme herunterzuspielen oder unter den Teppich zu kehren.
- Sollte es doch einmal um persönliche Belange gehen, hilft ein »Ich mache mir Sorgen um...«mehr als die direkte Konfrontation oder der Vorwurf.
- Ein Gespräch immer mit klaren Aussagen beenden, was genau für beide Seiten zu tun ist, und die Maßnahmen am besten schriftlich festhalten.

Initiative Stolperfallen

Initiative Menschen haben die große Gabe, aus einem tristen Allerlei ein buntes Blumenfeld zu zaubern. Sie machen anderen Spaß, sind unterhalten, kreativ, optimistisch. Aber auch da gibt es ein Zuviel. Denn Verhandlungstische sind keine Showbühne, sondern verlangen oftmals nüchterne Daten und knallharte Fakten, um die gerungen werden muss. Deshalb kann das eigentlich angenehme Verhalten auf andere auch sprunghaft, theatralisch, oberflächlich und im schlimmsten Fall sogar unprofessionell wirken.

Menschen mit einem stark ausgeprägten I sollten deshalb lernen ...

- Stimmungsschwankungen, den Wunsch, schnell die Themen zu wechseln, und Rastlosigkeit zu kontrollieren.
- Emotionen nicht überkochen zu lassen – weder Wut noch Freude.
- sich auch mit Zahlen und Fakten zu beschäftigen.
- sich nicht so leicht provozieren zu lassen.
- einen Gang zurückzuschalten, nicht immer als Erste*r das Wort zu ergreifen und die eigene Meinung immer und überall dazuzugeben.
- so viel zu reden wie nötig und so viel zu schweigen wie möglich.
- erst nachzudenken und dann Entscheidungen zu treffen.
- Kopf und Herz im Einklang zu lassen.

> Räumen Sie einem initiativen Menschen immer genug Zeit ein, um seinen Standpunkt darzulegen. Achten Sie auf einen sachlichen, aber durchaus positiven Umgangston. Hilfreich ist es auch, die Sach- und Beziehungsebene deutlich zu trennen: Weisen Sie darauf hin, auf keinen Fall die gute berufliche Beziehung aufs Spiel setzen zu wollen.
>
> Die Lernaufgabe des oder der Initiativen heißt dagegen, die eigene Heißblütigkeit zu zügeln. Das heißt auch, die Situationen zu erkennen, in denen eine flapsige Formulierung mehr Schaden anrichten kann, als dass sie die Stimmung positiv beeinflusst bzw. als übergriffig erscheint. Metaphorisch gesprochen haben initiative Menschen manchmal ein Mundwerk wie einen locker sitzenden Colt, der schnell gezogen wird und dann durch Aussagen Kollateralschäden anrichten kann, die der initiative Mensch später bereut.

7.1.3 S-Stile im Konflikt

Menschen mit *stetiger Veranlagung* sind der Fels in der Brandung. Sie schaffen es oft, mit ihrer beschaulichen und ausgeglichenen Art die Wogen der Kolleg*innen zu glätten und zu vermitteln. Auf der anderen Seite neigen sie jedoch dazu, Unstimmigkeiten klein zu reden, Spannungen zu beschönigen und lieber einen Mantel des Schweigens über jeden Konflikt zu legen, vor allem, wenn sie selbst betroffen sind. Sie wollen Beziehungen und Arbeitsbedingungen voller Harmonie und werden von anderen auch gern mal als *konfliktscheue Jammerer* wahrgenommen, die jeder Konfrontation und jedem Konflikt aus dem Weg gehen. Die Gefahr liegt dann darin, dass das Totschweigen von Konflikten und Problemen genau zum Gegenteil wird: Irgendwann brennt vielleicht die ganze Abteilung.

Ihr Bedürfnis nach guten Beziehungen, Harmonie und Stabilität, am liebsten in unmittelbarer Verbundenheit mit ihrem liebgewonnenen Umfeld, macht sie nicht unbedingt zu geborenen Konfliktmanagern, wenn sie selbst beteiligt sind. Sie wollen partout keinen Streit, sitzen brenzlige Situationen lieber aus und sehnen sich nach »weichen« Lösungen, die ohne harte Bandagen zielführend sein können. Stetige Menschen hoffen darauf, dass sich manche Dinge einfach von allein lösen, wenn man sie nur lange genug ignoriert. Warum Streit und Stress ertragen müssen, wenn es auch schmerzfreie Alternativen geben könnte? Für Menschen mit dominantem Stil kann dieses Verhalten ein wahrer Albtraum sein.

Verlassen Stetige allerdings ihre Komfortzone und überwinden ihren Hang zur Passivität, können sie wunderbare Konfliktlöser*innen sein, denn sie wollen ja einen Weg finden, die Harmonie wiederherzustellen. Schaffen diese Menschen es, die Beziehungs- von der Sachebene zu trennen, sind sie durchaus in der Lage, Konflikte zielorientiert anzugehen, sich Diskussionen zu stellen und auch ihre Standpunkte durchzusetzen. Sie gelten als »weiche Verhandler*innen« und wollen auf keinen Fall die von ihnen hoch geschätzten zwischenmenschlichen Beziehungen aufs Spiel setzen. Aber Achtung: Bleiben sie bei einem Streit oder Konflikt auf der Beziehungsebene hängen, verbauen ihnen ihre eigenen inneren Blockaden jeden Erfolg. Und werden diese Menschen durch Unwissenheit oder Mobbing – manchmal über Wochen oder Monate – an den Rand der Enttäuschung, Trauer oder Verzweiflung getrieben, können sie in die Luft gehen wie ein Vulkan und verbal bemerkenswert um sich schlagen. Dann merkt jeder, wie tief stille

Wasser in Wirklichkeit sein können. Stetige Menschen sollten also als Verhandlungspartner*innen niemals unterschätzt werden, auch wenn sie auf andere oftmals friedliebend, langsam oder bedächtig wirken. Sie setzen zum Angriff an und kontern, wenn keiner mehr mit ihnen rechnet, was auch ein Hinweis darauf sein kann, dass ihre Person, Meinung und Perspektive zu lange nicht gesehen, gehört und gefragt wurden.

Sieben Hilfen zur Konfliktlösung mit einem S-Stil

- Schwierige Gespräche stets freundlich beginnen und nicht mit der *Tür ins Haus* fallen. Nehmen Sie sich Zeit für S, anstatt »mal eben miteinander zu sprechen«.
- Die Bemühungen des oder der Stetigen anerkennen, stets für andere da zu sein und ihnen zu helfen.
- Dringend die Notwendigkeit betonen, Konflikte lösen zu müssen, um Harmonie langfristig sicherzustellen. Nur so können auf Dauer stabile Verhältnisse und harmonische Beziehungen entstehen und erhalten bleiben, was im stetigen Interesse liegt.
- Unbequeme Themen mit offenen Fragen angehen: Wer, wie, was, wann, wo?
- Ergründen, welche Sorgen und Bedenken S hat, geben Sie dabei S auch Zeit, im Gespräch nachzudenken, und drängen Sie nicht zu einer Antwort.
- S-Menschen immer direkt ansprechen und behutsam aus der Komfortzone locken, das heißt vor allem auch für Stile aus dem nördlichen Teil des DISC-Kreises: Geduld zeigen.
- Veränderungen in einem Schritt-für-Schritt-Plan erklären und auch entsprechend umsetzen. Immer wieder nach dem Befinden von S mit den Entwicklungen erkundigen.

Stetige Stolperfallen

Stetige Menschen sind meistens warmherzig und freundlich und schaffen es immer, eine Wohlfühlatmosphäre zu schaffen. Unaufgeregt, unaufdringlich, unprätentiös nehmen sie ihren Platz ein. Sie sind geduldig, loyal und ehrlich – Menschen, auf die sich alle anderen bedingungslos verlassen können. Aber genau diese positiven Seiten können zum Problem werden: Wer immer freundlich ist, zu allem »Ja und Amen« sagt und sich bedeckt hält, wird irgendwann nicht mehr ernstgenommen. Wer nicht hin und wieder klare Kante zeigt, muss damit leben, übersehen zu werden und ungehört zu bleiben. Unfreiwillig kann der (falsche) Eindruck vermittelt werden, diese Zeitgenoss*innen seien unflexibel, unselbstständig oder leicht zu unterdrücken.

Menschen mit einem hohen S sollten deshalb lernen …

- persönliche Befindlichkeiten nicht zu sehr in den Mittelpunkt zu stellen.
- sich selbst in gewissen Situationen eine »emotionale Teflonschicht« aufzuziehen, die das Innere vor Angriffen oder eigenen Zweifeln schützt.
- die eigenen Kräfte und Fähigkeiten bewusst zu bündeln und voller Vertrauen auf das eigene Können und Wissen anderen die eigenen Argumente kraftvoll entgegenzubringen.
- das vorhandene Energielevel über einen angemessenen Zeitraum hoch zu halten, um für die Dauer der Verhandlungen die Argumente und Attacken der Gesprächspartner*innen parieren zu können, bestimmt zu bleiben und sich zu behaupten.
- keine Angst zu haben, mit ihrer Meinung auch mal anzuecken. Stetige haben ein feines Gespür für zwischenmenschliche Beziehungen und ihre Formulierungen sind tendenziell sehr diplomatisch formuliert, sodass ihre Wortwahl selten verletzend wirkt, von Klarheit aber profitieren kann.
- sich Zeit zu nehmen, vor Gesprächen ihre eigenen Argumente zu prüfen und diese sachlich mit Fakten zu untermauern.

Den stetig Veranlagten helfen zwei Wege, mit Konflikten besser klarzukommen: entgegengebrachte Wertschätzung und ausreichend Zeit, um anstehende Veränderungen verinnerlichen zu können.

Lernen müssen stetige Stile dagegen, Sach- und Beziehungsebene bewusst voneinander zu trennen, die produktive Seite von Konflikten anzuerkennen und daran bewusst teilzunehmen. Denn wer nicht selbst gestaltet, wird sonst bald gestaltet. Bisweilen heißt das für Stetige auch, mehr Eigendynamik an den Tag zu legen, proaktiv zu agieren und nicht erst zu warten, bis man angesprochen wird oder etwas passiert ist. Dabei kann es helfen, bei aller Professionalität und Seriosität, mit der man an eine solche Situation herangeht, auch den spielerischen Anteil einer Diskussion und Auseinandersetzung anzuerkennen. Wer erkennt, dass ein hitziges Wortgefecht, ein Duell mit Argumenten und das Ringen um die beste Lösung auch Spaß bringen und gleichzeitig helfen kann, eine Situation langfristig zu verbessern, baut eine gesunde Distanz zur Situation auf, anstatt alles zu sehr an sich heranzulassen. Ein Konflikt ist kein Weltuntergang!

7.1.4 C-Stile im Konflikt

Diese Menschen bemühen sich immer um eine objektive Sichtweise – gerade in Konfliktsituationen, die für sie häufig ineffizient und Zeitverschwendung sind. Denn diese Menschen sind durch und durch von ihrer eigenen Vernunft gesteuert. Wie auf alles andere bereiten sie sich auch auf Krisengespräche minutiös vor. Sie tragen alle bekannten Fakten zusammen, möchten so zu einer fundierten und logischen Lösungsfindung beitragen und lassen sich auch nicht so schnell die Butter vom Brot nehmen. Stellt jemand dennoch ihre Kompetenz infrage, reagieren sie sauer und ungehalten. Sie unternehmen alles, um die Richtigkeit ihrer Angaben zu untermauern. Obwohl sie eigentlich mit Konflikten am liebsten nichts zu tun haben wollen, da diese ihre Wünsche nach Stabilität bedrohen, können sie sehr ungehalten werden, wenn sie auf Widerstand gegen ihre Kompetenzen stoßen. Andere nehmen sie dann auch gern mal als *besserwisserische Erbsenzähler* wahr. Der gewissenhaft veranlagte Mensch löst Konflikte auf der sachlichen und klammert die Beziehungsebene aus und es ist sein großes Anliegen, Konflikte mit Logik und Verstand in den Griff zu bekommen. Kühle Sachlichkeit und möglichst keine Emotionen – so ist es diesen Zeitgenoss*innen am liebsten. Hierbei kann es passieren, dass sie sich in Details verfangen und den Überblick verliert. Kritische Situationen, die vor allem schnelles, flexibles Handeln erfordern, überfordern sie häufig.

Da Konflikte jedoch in der Regel nicht emotionsfrei sind, reagieren sie auf dieses Dilemma mit ihren eigenen Waffen: Sie wirken reserviert und halten sich bedeckt, sodass die Gegenseite aus ihrem »Pokerface« kaum Rückschlüsse oder Botschaften ziehen kann. Die Reaktionen und Emotionen eines gewissenhaften Typs laufen unterhalb der von außen wahrnehmbaren »Eisbergspitze« ab. Das allerdings bedeutet keinesfalls, dass in seinem Inneren gerade nicht doch ein Kampf tobt! Und um diesen zu bewältigen, kann er oder sie bisweilen Zeit benötigen, um die Sachlage zu überdenken. Die Stunde von gewissenhaften Menschen schlägt dann, wenn das Gegenüber falsche Fakten oder fehlerhafte Informationen anbringt. Denn sie legen gezielt den Finger in die Wunde, wenn jemand in der Gesprächsrunde nicht voll auf der Höhe ist, und können ihre Aussagen zu 100 %beweisen. Diese Detailverliebtheit und die Abneigung von Zeitdruck, den sie hassen, wirken auf andere dann unflexibel und stur. Gefällt ihnen eine Entwicklung nicht, blocken sie ab, machen dicht und lassen einen guten Deal auch platzen, weil ihnen vielleicht eine Marginalie nicht passt. Dermaßen unter Druck kann es passieren, dass sie doch einmal die Kontrolle über sich verlieren und versuchen, die andere Seite mit ihren unzähligen detaillierten Fakten zu überrollen und auszuzählen.

Sieben Hilfen zur Konfliktlösung mit einem C-Stil

- Stets ohne übertriebene Gestik und Mimik agieren. C nimmt das Gegenüber sonst nicht ernst, vor allem, wenn die andere Seite das Feld der Sachlichkeit und Fakten verlässt.
- Mit kühler Logik und Fachkompetenz überzeugen und stets bestens vorbereitet in ein Gespräch gehen. Die Schlüsselfrage

des oder der Gewissenhaften ist die nach dem »Warum?«, weshalb man die eigene Vorgehensweise immer gut begründen können sollte.
- Kritik stets in konkreten, sachlich vorgetragenen Formulierungen üben.
- C braucht Zeit zum Nachdenken und auch Raum für einen Rückzug. Dem eigenen Ärger spontan Luft zu machen ist bei diesem Stil nicht zielführend.
- Immer so ruhig und sachlich wie möglich bleiben. Auch Meinungsverschiedenheiten müssen möglichst strukturiert gelöst werden.
- Stets aufgabenorientiert und analytisch agieren. Selbstdiszipliniert bei den fest umrissenen Themen bleiben und jedes Wort auf die Goldwaage legen. Spontanität ist hier fehl am Platz.
- Mit unüberlegten Versprechungen zurückhalten, C misst die andere Seite genau an ihren Worten und dem Gesagten.

Gewissenhafte Stolperfallen

Gewissenhafte Zeitgenoss*innen sind die gründlichsten. Sie lieben Zahlen, Daten und Fakten, überlassen nichts dem Zufall, sind bestens vorbereitet und gehen immer mit Plan, Strategie und System zu Werke. Als Person können sich diese Menschen völlig zurücknehmen, sie stellen lieber die Sache in den Mittelpunkt. Das wirkt auf andere schnell kühl, unnahbar, nervig. Sie sind die Pedanten und »Umstandskrämer« am Verhandlungstisch, wirken durch ihre vielen Fragen als Kommunikationshemmer und lebende Handbremsen. So wundert es nicht, dass es vielen schwerfällt, gute Beziehungen aufzubauen, auf die sie selbst gleichzeitig häufig zu wenig Wert legen.

Menschen mit einem hohen G sollten deshalb lernen …

- dass vieles logisch, noch mehr allerdings psychologisch ist: Deshalb gilt es nicht nur den Verstand, sondern auch Herz und Emotionen zuzulassen, sowohl bei anderen als auch bei sich selbst.

- die Sach- und Beziehungsebene voneinander getrennt wahrzunehmen und anzuerkennen, dass die besten Verhandler*innen auch die besten Beziehungen haben.
- Verhandlungspausen auch mal für Smalltalk zu nutzen, sich für andere zu interessieren.
- flexibel und offen auf Veränderungen in der Strategie oder dem Zeitplan bei Verhandlungen zu reagieren.
- den Blick mehr nach vorn als nach hinten zu richten.
- sich mehr auf erhellende Zusammenhänge als auf ermüdendes Auseinanderdividieren zu konzentrieren.
- ein bisschen mehr Tempo zu machen.
- auch mal trotz komplexer Datenlage mutig eine Entscheidung zu treffen. Denn zu viele Details, Daten, Perspektiven und Analysen können die Sicht auf das wirklich Wichtige vernebeln und blockierend wirken.

Logik, Nüchternheit und Sachlichkeit sind das, was ein C-Stil braucht, um Konflikte lösen zu können. Qualität geht Gewissenhaften über alles. Sie haben einen hohen Anspruch an sich und ihr Umfeld. Allerdings kostet diese hohe Qualität auch immer sehr viel Zeit. *Schnell, schnell* funktioniert mit diesen Zeitgenoss*innen gar nicht. Wer Stress mit einem ausgeprägten C hat, sollte also immer auch einen entsprechenden Zeitpuffer zur Lösung einplanen.

Gewissenhafte Menschen müssen selbst lernen, sich nicht in ihren komplexen Analysen zu verlieren und auch mal die Adlerperspektive anzunehmen, um das große Ganze im Blick zu behalten. Gleichzeitig müssen sie für sich annehmen, dass Emotionen in Konflikten auch eine Rolle spielen und man sie nicht ignorieren oder herunterdrücken kann, da sie so nur umso stärker wiederkehren. Und ganz wichtig: Ein bisschen mehr Lockerheit und eine Prise Selbstoffenbarung bei der eigenen Gefühlswelt bewirken Wunder, denn: Auch ein Lächeln kann manchmal Türen und Herzen öffnen.

7.2 Jede*r streitet anders: Fünf Konfliktstile im Vergleich

Der eigene Verhaltensstil prägt das Verhalten – im normalen Alltag, aber auch im Konflikt. Je nach Zusammensetzung des eigenen Profils holen Menschen dann bei Bedarf die jeweiligen Verhaltensmuster hervor, die gerade jetzt gebraucht werden, im Konflikt genauso wie am Verhandlungstisch. So wie in der Familie – so auch im Büro oder auf Station; meistens gewollt und bewusst, sehr oft aber eben auch ungewollt und unbewusst.

Um spezifische Verhaltensmuster und Einstellungen in Konfliktsituationen zu visualisieren, hilft das international anerkannte Thomas-Kilmann-Konfliktinstrument zur Analyse von Herangehensweisen an Konflikte. Mithilfe dieses Modells können Konfliktstile systematisch beschrieben werden.

Thomas-Kilmann-Konfliktinstrument

Das Modell besteht aus zwei Achsen; im Inneren zeigen sich die fünf hier beschriebenen Konfliktstile. Diese helfen, das eigene Verhalten oder das Verhalten anderer im Konflikt zu analysieren und zuzuordnen.

Die X-Achse bildet den Grad der Kooperationsbereitschaft ab und bewegt sich zwischen den Polen *kooperativ* (ganz rechts) und *unkooperativ* (ganz links).

Die Y-Achse zeigt den Grad der Orientierung auf eigene Ziele. Sie bildet alle Schattierungen zwischen (unbestimmter) Selbstverleugnung (ganz unten) und (bestimmter) Selbstbehauptung (ganz oben) ab.

Damit hat die Grafik große Parallelen zu jener Grafik zum Thema »Win-Win« nach dem Harvard-Modell (siehe Band 2) und stellt in gewisser Weise eine Erweiterung dar, da sie nun Verhaltensstile integriert und daraus wiederum spezifische Konfliktstile ableitet, die eine Verhaltensstrategie in einem Konflikt bestimmen können.

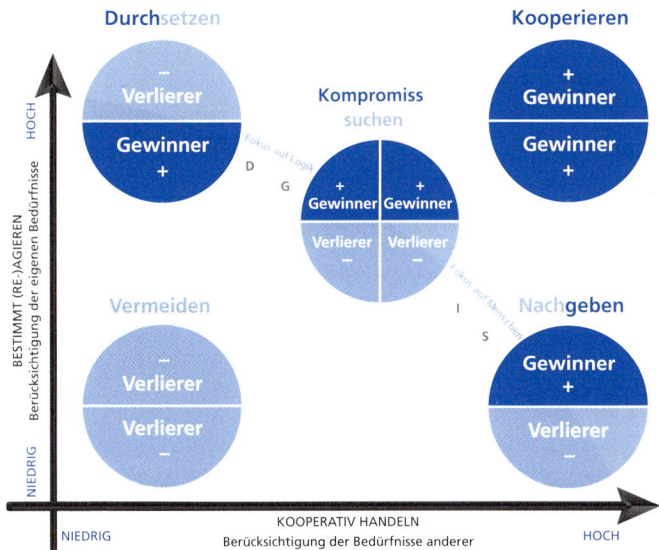

Abb. 6: Thomas-Kilmann-Konfliktinstrument

Die fünf Konfliktstile im Einzelnen

Erste Kombination:

Sich *durchsetzen* auf Kosten der Gegenseite. Selbstbehauptung in aller Bestimmtheit (Y-Achse oben) in Kombination mit fehlender Kooperationsbereitschaft (X-Achse links).

Eine Person mit diesem Konfliktstil agiert wettbewerbsorientiert und weiß genau, was sie will; unter Umständen auch auf Kosten anderer. Sie verteidigt ihre Ziele vehement und handelt ohne Zögern. Es besteht auch keine Angst davor, unpopuläre Entscheidungen zu treffen.

Dominante Menschen kämpfen beispielsweise vorrangig, um zu siegen, auch wenn sie auf andere dadurch bisweilen egoistisch wirken können, sie möchten auf der Gewinnerseite stehen. Das ist ein

Teil ihres Verhaltensstils und entsprechende Kritik prallt an ihnen ab. Initiative Typen tendieren dazu, alle anderen an ihrem Emotions-Cocktail teilhaben zu lassen, ob sie wollen oder nicht. Sie umgarnen, binden ein und können sehr überzeugend sein, um ihre Ziele zu erreichen. Aber auch Stetige und Gewissenhafte können diese Strategie verfolgen, indem sie eine Mauer des Schweigens oder der Unnachgiebigkeit um sich ziehen, selbst Anstürmen mit den sachlichsten Argumenten trotzen oder sie einfach aussitzen, wenn etwas gegen ihren Strich geht, bis die andere Seite aufgibt. In der Folge kann ein bitterer Nachgeschmack auf der anderen Seite bleiben, bei der nächsten Auseinandersetzung ebenfalls ohne Rücksicht zu agieren.

Vorteile:

- Fordernde und in der Sache fördernde Auseinandersetzungen, die beide Seiten maximal herausfordern.
- Geklärte Machtverhältnisse, alles Wichtige kommt zur Sprache.

Nachteile:

- Beziehungen können Schaden nehmen.
- Der oder die Stärkere gewinnt, ohne Rücksicht auf Verluste bei den Schwächeren.
- Der oder die Schwächere ist motiviert, bei nächster Gelegenheit »zurückzuschlagen« (»Auge um Auge«).

Zweite Kombination:

Miteinander *kooperieren*: ALLE erreichen das gewünschte Ziel. Selbstbehauptung (Y-Achse oben) kombiniert mit Kooperationsbereitschaft (X-Achse rechts)

Keine Frage: Das ist die beste Kombination überhaupt. Jemand weiß, wofür er oder sie steht, was ihm oder ihr wichtig ist, und sieht gleichzeitig auch die Bedürfnisse aller anderen. Gemeinsam wird nach einer Lösung gesucht, die alle Seiten zufriedenstellt. Jeder Wunsch wird gesehen, jede Position wertgeschätzt und man möchte am liebsten eine Lösung finden, die alle Seiten nachhaltig zufriedenstellt und bei der keiner den Kürzeren zieht. Das kann allerdings viel Zeit und Nerven kosten und es bedarf Ausdauer und eines großen Durchhaltevermögens. Schnelle Lösungen und kurzfristige Gewinne sind mit dieser Strategie nicht zu erwarten, dafür stehen ggf. nachhaltige und tragende Lösungen in Aussicht.

Besonders Stetige können mit diesem Konfliktstil alle ihre Stärken ausspielen, wenn sie ihre Konfliktscheue überwinden, für sich einstehen und das Heft in die Hand nehmen, denn nichts ist ihnen heiliger, als die Bedürfnisse der anderen nicht aus dem Blick zu verlieren. Es gilt, dass die besten Verhandler*innen auch die besten Beziehungen pflegen. Auf lange Sicht eine gelungene Strategie, denn »harte« Verhandler*innen stehen häufig am Ende des Tages auf einem Verliererposten oder riskieren einen Gegenschlag. Gerade wenn man aber aller Voraussicht nach noch lange mit der anderen Seite arbeiten wird, lohnt sich eine langfristig tragfähige Kooperation immer mehr, als nur die eigenen Interessen durchzusetzen.

Vorteile:

- Die Verhandlungsebene wird größer; es ist mehr zum »Verteilen« da, wenn man gemeinsam versucht, mehr aus der Konfliktsituation herauszuholen und eine langfristig tragfähige Lösung zu holen, bei der beide Seiten am Ende gewinnen/profitieren können.
- Alle Seiten profitieren von der Lösung.
- Niemand bleibt auf der Strecke.
- Gegenseitiger Respekt.
- Positive Energie durch kreative Lösungen.

Nachteile:

- Kooperation kostet viel Zeit und Energie.
- Es gibt keine schnellen Lösungen und kurzfristigen Gewinne.

Dritte Kombination:

Kompromisse suchen und eventuell auf halber Strecke liegen bleiben? Etwas Selbstbehauptung plus etwas Kooperationsbereitschaft (halbe Strecke auf X- und Y-Achse).

Auf der Suche nach einer fairen Lösung für alle Interessensgemeinschaften kann es passieren, dass am Ende keiner wirklich glücklich ist. Alle Beteiligten müssen mit Abstrichen leben, um der anderen Seite entsprechende Zugeständnisse zu machen. Also: Jede*r bekommt ein Stück vom Kuchen ab, aber keiner wird so richtig satt, da niemand daran arbeitet, den Kuchen für alle größer zu machen. Leider fehlt bei solchen Verhandlungsergebnissen oft der Blick über den Tellerrand oder in die Tiefe der Materie. So werden zwar schnelle Lösungen gefunden, aber die meisten Beteiligten empfinden die Lösung eher als »ganz okay« und nicht mehr. Langfristig trägt diese Lösung wahrscheinlich nicht und früher oder später findet man wieder am Verhandlungstisch zusammen.

Menschen mit einem *initiativen DISC-Profil* haben gelegentlich einfach keine Lust, sich in einen nervenaufreibenden und mühevollen Findungsprozess zu begeben – sie streben dann eben nach der beschriebenen schnellen, »faulen« Lösung, die kurzfristig Erfolg verspricht und keinem auf den Schlips tritt. Auch stetige Menschen sind über solche einfachen Lösungsmodelle erfreut, da der insgeheim befürchtete Streit samt Vorwürfen und Donnerwetter ausbleibt. Keiner streitet sich – das reicht oft schon, um das Ergebnis als zielführend und positiv zu empfinden.

Vorteile:

- Schnelle und einfache Einigungen.
- Konflikte werden umgangen.
- Beziehungen leiden nicht.
- Machtgefüge sind ausgeglichen.

Nachteile:

- Kein wirklicher Verhandlungsfortschritt.
- Konflikte schwelen unter der Oberfläche ggf. weiter.

- Keiner ist so richtig zufrieden.
- Ambivalente Gefühlslage zwischen den Gefühlen, etwas zu verlieren und doch auch erfolgreich gewesen zu sein.
- Langfristig tragen solche Kompromisse meistens nicht.

Vierte Kombination:

Vermeiden: Nur Verlierer. Selbstverleugnung (Y-Achse unten) gepaart mit fehlender Kooperationsbereitschaft (X-Achse links)

Die Verhandelnden kommen nicht voran und bleiben in ihren Ausgangspositionen stecken. Hintergrund kann sein, dass die Beteiligten eventuell nicht wissen, was sie eigentlich wollen, und nicht zu ihren Meinungen und Zielen stehen. Leider sind solche Konstellationen gar nicht selten, vor allem, wenn die beteiligten Personen Angst vor einer Eskalation haben, wenn Konflikte offen ausgesprochen werden oder große Sorge herrscht, Beziehungen zu zerstören. Auch wenn es manchmal sinnvoll erscheint, eine akute Krise zunächst »auszusitzen«, ist der wahre Hintergrund doch eher eine grundsätzliche Vermeidungsstrategie. Aber: Wer den Kopf in den Sand steckt, darf sich nicht wundern, wenn es später zwischen den Zähnen knirscht. Oder: Wer nicht verhandeln will oder kann, hat am Verhandlungstisch auch nichts zu suchen. Darüber hinaus kann eine anhaltende Vermeidungsstrategie auch dazu führen, dass die langfristig befürchteten Folgen und negativen Konsequenzen über kurz oder lang nur umso heftiger eintreten, je länger versucht wird, sie hinauszuzögern. Fronten verhärten sich nur noch weiter, (wirtschaftliche) Schäden steigen und es kann immer schwieriger werden, einen schwelenden Konflikt noch in verträgliche Bahnen zu lenken, bevor er vollständig eskaliert.

Vorteile

- Keine.

Nachteile:

- Niemand gewinnt, alle verlieren langfristig.

- Unzufriedenheit auf allen Seiten.
- Kein Fortschritt, sondern ein »auf der Stelle treten«.
- Beziehungen leiden langfristig.

Fünfte Kombination

Nachgeben: Die eigenen Interessen verleugnend. Selbstverleugnung (Y-Achse unten) gepaart mit hoher Kooperationsgemeinschaft (X-Achse rechts).

Jemand anderes macht einen Vorschlag und man selbst schließt sich diesem Weg umgehend an, indem man die eigenen Ziele und Interessen vollständig zurückstellt, um die gute Beziehung nicht zu gefährden. Auch wenn es auf den ersten Blick bequem klingt: Die eigenen Bedürfnisse, Wünsche und Ziele zu verleugnen, kann auf Dauer sogar krank machen.

Es mag auch Situationen geben, in denen die selbstlose Großzügigkeit als eine Vorleistung gesehen werden kann, die die Gegenseite hiernach zu einem vergleichbaren Schritt veranlasst. Allerdings nimmt man in Kauf, sich hier in eine schlechtere Position zu manövrieren und dann dem guten Willen der anderen Partei ausgeliefert zu sein. Eine solche Entscheidung sollte nicht leichtfertig getroffen werden. Gerade bei stetig veranlagten Menschen mit einer besonderen Konfliktscheue ist dieses Verhalten zu beobachten. Sie neigen dazu, eigene Standpunkte zu schnell aufzugeben, um Stabilität und gute Beziehungen nicht zu gefährden, und tragen den Weg der anderen Seite lange genügsam mit, indem sie die eigene Unzufriedenheit ignorieren.

Vorteile:

- Konflikte werden schnell gelöst.
- Es entsteht kein Machtkampf.
- Die Beziehungen leiden nicht.

Nachteile:

- Eine Seite gewinnt, man selbst nimmt die Niederlage in Kauf.

- Verlierende müssen sich damit arrangieren, nachgegeben zu haben, evtl. bleibt Unzufriedenheit.
- Überheblichkeit auf der Gewinnerseite ist möglich.
- Hohe Erwartungen der Gewinnerseite an künftige Verhandlungen.

> Der wahre Königsweg läuft über die Kooperation. Alle Beteiligten akzeptieren einander in ihren Zielen, Wünschen und Bemühungen auf dem Weg zu einer Lösung, die für alle einen maximalen Erfolg darstellt. Trotzdem ist dieser Weg alles andere als leicht, einfach oder schnell zu erreichen und es mag die eine oder andere Seite geben, die geneigt sein könnte, ihren Konfliktstil in einer solchen zähen Verhandlung zu ändern. Zeigen Sie auf, was auf dem Spiel steht, erläutern Sie negative Konsequenzen einer schnellen Lösung, erinnern Sie an die Vorteile einer langfristigen Kooperation und weisen Sie darauf hin, wie wichtig es ist, im gesamten Prozess fair miteinander umzugehen.
>
> Gleichzeitig hinterfragen Sie sich und Ihr eigenes Verhalten kritisch: Zu welchem Stil tendieren Sie selbst in Konfliktsituationen, auch vor dem Hintergrund Ihres eigenen Verhaltensprofils? Welche Auswirkungen hatte das bisher auf bereits erlebte Konfliktsituation, auf die Gegenseite, aber auch auf Sie selbst und Ihre eigenen Bedürfnisse und Ziele? Welche der zwei Achsen, Selbstbehauptung und Kooperationsbereitschaft, müssten Sie in Konflikten bei sich mehr in den Fokus rücken, um verstärkt in Richtung eines kooperativen Konfliktstils zu agieren? Und wie stark achten Sie in Konflikten auf langfristig tragfähige Lösungen oder tendieren zu kurzfristigen Ergebnissen und schnellen Kompromissen?
>
> Diese Selbstreflexion stellt auch einen ersten Schritt dar, am eigenen Verhaltensprofil und damit auch an der persönlichen Weiterentwicklung als Führungskraft zu arbeiten.

Und zum Schluss …

Mit dem Abschluss dieses Bandes haben Sie einen Überblick über die Chancen und Möglichkeiten bekommen, die die Einbindung von Rollen- und Verhaltensprofilen in den Führungsalltag bietet – sowohl in der Mitarbeiter- und der konkreten Gesprächsführung als auch im konstruktiven Umgang mit Konfliktsituationen bzw. proaktiver Konfliktprävention. Die Voraussetzung dafür ist, sich für die Menschen zu interessieren, die einen umgeben und die einem anvertraut sind, und ihre Unterschiede nicht primär als trennendes Element zu sehen. Stattdessen sollten Sie lernen, mögliche Synergien zu nutzen, die daraus erwachsen können, wenn die Prioritäten und Bedürfnisse der Verhaltensstile berücksichtigt, bedient und eingebunden werden. Eine wirksame Führungskraft zeichnet sich durch eine hohe Integrationskraft aus, um unterschiedlichste Stile zusammenzubringen, ihre Potenziale zu nutzen und alle in gemeinsamer Kooperation zum Erfolg zu führen.[1]

Damit dies gelingt, hier zum Abschluss noch einmal zehn goldene Regeln der Konfliktlösung:

1. Akzeptieren Sie Ihre eigenen Gefühle – auch Ihre Ängste.
2. Akzeptieren Sie die Existenz von Konflikten, ohne Beschönigung oder Dramatisierung.

---

1 Sollten Sie nun Interesse gewonnen haben ein umfassendes Verhaltensprofil nach dem DISC-Modell von sich erstellen zu lassen, schicken Sie uns gerne eine Nachricht an: w.fleischer@ihrcoach.com oder b.fleischer@ihrcoach.com

3. Ermöglichen Sie Offenheit durch *Ich*-Botschaften und eine angenehme Gesprächsatmosphäre.
4. Nehmen Sie Ihre Mitmenschen als das an, was sie sind, akzeptieren Sie ihre Verhaltensstile und holen Sie sie dort ab, wo sie stehen.
5. Bleiben Sie immer im Gespräch und signalisieren Sie Kommunikationsbereitschaft, egal wie schwierig, diffus und emotional es sein mag. Der Bindungs-Faden darf nicht abreißen.
6. Versuchen Sie, die andere Seite zu verstehen, hören Sie aktiv zu und stellen Sie viele (offene) Fragen.
7. Konzentrieren Sie sich auf das, was Sie selbst wahrnehmen und was Sie von anderen hören, nicht auf das, was sein könnte.
8. Überprüfen Sie die eigene Zielsetzung: Was möchten Sie erreichen? Was soll nach einem bestimmten Gespräch anders sein?
9. Legen Sie Ihre Maske ab und sagen Sie, wie Ihnen zumute ist und was bestimmtes Verhalten bei Ihnen auslöst.
10. Lösen Sie Konflikte selbst: Wer etwas merkt, spricht es an. Gerade als Führungskraft ist es wichtig, vor der eigenen Haustüre zu kehren.

Wir wünschen ihnen viel Erfolg, Kraft und einen gehörigen Mutausbruch dafür!

Literatur

Baum, D., Scullard, M. (2015) Everything DiSC Manual. Hoboken: John Wiley & Sons, Incorporated

Dauth, G. (2012) Führen mit dem DISG-Persönlichkeitsprofil. Offenbach: Gabal

Dauth, G. (2015) Professionell verhandeln mit DISG: Mit dem Persönlichkeitsprofil zum Top-Verhandler. Weinheim: Wiley-VCH

Dauth, G. (2016) DISG-Zertifizierung 2016. Sulzfeld: GEDAM Management Tools.

Dauth, G. (2019) 30 Minuten Bessere Beziehungen mit dem DISG®-Modell. Offenbach am Main: GABAL Verlag.

Fleischer, W., Hogan, B. (2015) Wirksam führen – Ein Leitfaden für Chef- und Oberärzte. Stuttgart: Kohlhammer

Fleischer, W., Fleischer, B., Monninger, M. (2020): Wirksam führen | Pflege, Band 1: Mitarbeiterführung, Stuttgart: Kohlhammer

Gay, F. (1997) DISG-Persönlichkeitsprofil. Offenbach: Gabal

Gay, F., Seiwert, L.J. (2001) Das 1&1 der Persönlichkeit. Offenbach: Gabal

Gay, F. (2004) Das DISG-Persönlichkeitsprofil. Persönliche Stärke ist kein Zufall. Remchingen: persolog GmbH Verlag für Managementsysteme,

Hofbauer, H., Kauer, A. (2012), Einstieg in die Führungsrolle. München: Carl Hanser

Nerdinger, F. W. (2013), Rollenkonflikte. A. Wirtz (Hrsg.), Lexikon der Psychologie, Bern: Hans Huber

Neuberger, O. (1995) Führen und geführt werden, Stuttgart: Ferdinand Enke

Hofbauer, H., Kauer, A. (2012) Einstieg in die Führungsrolle. München: Carl Hanser

Luft, J. (1971) Einführung in die Gruppendynamik., Stuttgart: Ernst Klett Verlag

Riemann, F. (2009) Grundformen der Angst. München: Ernst Reinhard

Rechtien, W. (2013) Gruppenrollen. A. Wirtz (Hrsg.), Lexikon der Psychologie, Bern: Hans Huber

Stichwortverzeichnis

A

Abwehrzone 21
Alltagssituationen
– normale 97
Ängste 50 f.
Anpassungsleistung 21 f., 24
Antreiber 38
Arbeitsbeziehung 68
Arbeitsweisen 76
Arena 26, 35

B

Bedürfnisse 15, 38, 41, 51, 65
Bewerberprofil 59
Bewerbungsempfehlung 67
Beziehungsebene 98
Bindungs-Faden 123
blinder Fleck 27

C

Charakter 16
Crunchtime 75

D

Dauer 18
Diagnostik
– psychologische 38

DISC-Prioritäten-Diagramm 49
Diskomfortzone 24
Distanz 18

E

Einflussnahme 38
Entwicklungswiderstände 38
Erfolg 37, 65
Erwartungen 31

F

Feedback 17
Feedbackrunde 28
Flow 62
Fremdwahrnehmung 26, 52
Führung
– wirksame 43
Führungskreislauf 25
Führungsprinzipien 25
Führungswerkzeug 43

G

Gene 36, 59
Gesprächsatmosphäre 21
Gesprächsführung 80, 83
– konstruktive 43
Grundbedürfnisse 18

H

Handeln
- unter Druck 95
Handlungsachse 40

I

Informationsaufnahme 72

J

Johari-Fenster 25

K

Komfortzone 21
Kommunikation
- zwischenmenschliche 65
Konflikt 98
Konfliktdefinition 98
Konflikte
- in der Person 32
- mit den eigenen unterschiedlichen Rollen 32
- mit der Rolle 33
- mit Mitarbeitenden oder anderen Funktionen 32
Konfliktlösung 98
- Regeln der 122
Konfliktstile
- fünf 114
Kontaktfreude 92
Kooperationsleistung 37
Kuschelatmosphäre 23

L

Lebenseinschnitte
- prägende 59
Lernkurve 35

M

Manipulation 37
Maske 27, 34 f., 123
Melancholiker 18
Misserfolg 65
Motivatoren 55
Mutausbruch 123

N

Nähe 18

P

pathologisieren 19
Personenorientierung 41
Persönlichkeit 16
Phlegmatiker 18
Potenzial 69
- nicht ausgeschöpftes 27
Prinzip der offenen Tür 92
Prioritäten 15, 41, 65
Profile
- ähnliche 93
Projektteams 67
psychologische Testverfahren 19
psychometrische Daten 39

R

Reaktionen 55
Register
- Komplementärrolle 29
- Rollenerwartungen unterschiedliche 30
- Rollenselbstbild 31
Reifegrad 43
Reifegrade 25
Revisor*innen 51
Riemann-Thomann-Modell 18
Rolle 25, 29

Rollenanforderungen 62
Rollenerwartung 29
Rollenklarheit 33
Rollenkonflikte 32

S

Sachebene 98
sachorientiert 41
Sanguiniker 18
Schlüsse
– voreilige 70
Schreibstil 73
Schwingungsniveau 22
Selbstbild
– objektives 27
Selbsteinschätzung 36
Selbsterkenntnis 27
Selbstreflexion 27
Selbstwahrnehmung 26, 52
Sozialisation 59
Sprache 71
Stile
– ähnliche 66
Strateg*innen 50
Stress 21
Stresslevel 21, 25
Stressoren 55
Supervision 2

T

Teamplayer*innen 51
Temperamentenlehre 18
Testverfahren 69
Thomas-Kilmann-Konfliktinstrument 114
Top-Bewerber*innen 66
Transparenz 38

U

Umfeld 36
Umgang
– verantwortungsvoller 38

V

Veränderungsprozessen 93
Verhalten 16
Verhaltensbeobachtungen 71
Verhaltensdimensionen 39, 48
– vier 49
Verhaltensmuster 16, 27
Verhaltensprofile 16
Verhaltensstil 21
– dominanter 43
– gewissenhafte 47
– initiativer 44
– stetiger 45
Verhaltensstile 16, 83
Verhandler*innen 99
Visionär*innen 50

W

Wechsel 18
Werte 65

Z

Zeitmanagement 75
Ziele 65
Zielsetzung
– eigene 123
Zivilcourage 28
Zusammenarbeit 15, 62

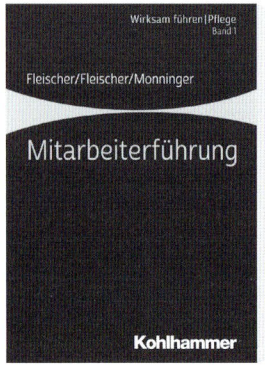

2020. 116 Seiten mit 8 Abb. und 4 Tab. Kart.
€ 19,–
ISBN 978-3-17-035765-5
Wirksam führen | Pflege, Band 1

Der erste Band der Reihe „Wirksam führen | Pflege" zeigt auf, welche Anforderungen an eine Führungskraft in der Pflege gestellt werden, liefert Tipps für die ersten 100 Tage in leitender Position und vertieft, welche Aufgaben konkret auf eine Führungskraft zukommen.
Im Spannungsfeld zwischen Fach- und Führungsaufgaben gibt der Band eine Hilfe an die Hand, um individuelle Führungskompetenzen und -stile zu entwickeln und verdeutlicht, welche Rolle das Gespräch als zentrales Führungsmittel spielt.

Auch als E-Book erhältlich.
Leseproben und weitere Informationen: **shop.kohlhammer.de**